Susan Fowler

Sensorische Stimulation

Praxishandbuch für Pflegende, Ergotherapeuten, Heil- und Sonderpädagogen

Aus dem Englischen von Heide Börger

Verlag Hans Huber

Die Originalausgabe erschien 2007 unter dem Titel *Sensory Stimulation. Sensory-Focused Activities for People with Physical and multiple Disabilities* bei Jessica Kingsley Publishers, London.

Lektorat: Jürgen Georg, Andrea Weberschinke
Herstellung: Daniel Berger
Titelillustration: pinx. Winterwerb und Partner, Design-Büro, Wiesbaden
Titelillustration: Claude Borer, Basel
Satz: Claudia Wild, Konstanz
Druck und buchbinderische Verarbeitung: Hubert & Co., Göttingen

Bibliografische Information der Deutschen Nationalbibliothek
Die Deutsche Nationalbibliothek verzeichnet diese Publikation in der Deutschen Nationalbibliografie; detaillierte bibliografische Angaben sind im Internet über http://dnb.d-nb.de abrufbar.

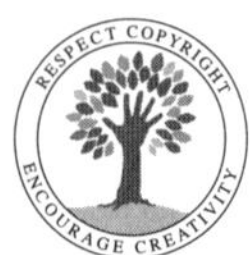

Anregungen und Zuschriften bitte an:
Verlag Hans Huber
Lektorat Pflege
Länggass-Strasse 76
CH-3000 Bern 9
Tel: 0041 (0)31 300 45 00
Fax: 0041 (0)31 300 45 93
E-Mail: verlag@hanshuber.com
Internet: http://verlag.hanshuber.com

1. Auflage 2015

(E-Book-ISBN [PDF] 978-3-456-95456-1)
(E-Book-ISBN [EPUB] 978-3-456-75456-7)
ISBN 978-3-456-85456-4

Inhaltsverzeichnis

Danksagung

Ich danke allen Freunden und Kollegen, die während meiner Arbeit an diesem Buch Vorschläge für Aktivitäten beigesteuert und mich unterstützt haben. Mein besonderer Dank gilt Mandy Williams, Hilary Johnson, Terry Martin, Robyn Collins, Lee Darling, Sheridan Foster, Mark Demarco und Nick Hagiliassis für ihre Beratung und Unterstützung. Des Weiteren danke ich Darren Blenkinsop für die Zeichnungen und Ralda Bourne, die sich nicht nur um die Finanzierung und den Druck dieses Buches gekümmert hat, sondern mich auch motiviert hat, es zu Ende zu führen. Ihre Zeit, ihr Rat, ihr Engagement, ihre Unterstützung sowie ihre organisatorischen Fähigkeiten waren für mich von unschätzbarem Wert.

Mein Dank gilt auch den nachstehend aufgeführten Personen und Organisationen, die freundlicherweise Aktivitäten beigesteuert haben: Judith Arthur, Unterstützerin, Scope (Victoria), Autralien (Pampelmusen-Sorbet, S. 102); Rita Attard, Unterstützerin, Scope (Victoria), Australien (Ritas Löffelbiskuit-Kuchen, S. 108); meiner Freundin Cally Bennet (Dickflüssiger Bananen-Sojamilchshake, S. 89); Leanne Crawford, Beraterin für sensorische Kunst, Victoria, Australien (Tonfiguren aus Zimt, S. 134, Zimtteig, S. 135, Fingerfarbe aus warmem Getreidemehl, S. 149, Malen auf Folie oder Wellpappe, S. 139, Dekorativer Glitzerteig, S. 140, Seifenfarbe, S. 148, Malen mit Joghurt, S. 150) und zusammen mit Suzannah Burton, therapeutische Assistentin, Scope (Vicatoria), Australien (Karten für den Weihnachtsbaum, S. 133); Andrea Dalli, Michael Burns und Lisa Reid, Unterstützer, Scope (Victoria), Australien (Handlotion, S. 151); meiner Nachbarin Eileen Darling (Wollwaschmittel, S. 129 meiner Mutter Mary Fowler (Avocado-Dip, S. 92); Wendy Fowler, Unterstützerin, St Nicholas House, Oxford, Vereinigtes Königreich (Zuckerguss-Bilder, S. 143); Heather Inglis, Ergotherapeutin, Australien (Erfrischende Pfefferminzfußcreme, S. 122); Debbie Joy, Ergotherapeutin, (Fluoreszierende Aktionsmalerei, S. 137); Helen McLinden, Unterstützerin, Scope (Victoria), Australien (Schlummertrunk Kosciusko, S. 81, fruchtige Käserolle, S. 99); Claire McNamara und Bev Graham, Unterstützer, Scope (Victoria), Australien (Badesalz, S. 115); Scope Outworks Day Services (Victoria), Australien (wohlriechende Veilchen-Handcreme, S. 129); meiner Freundin Heather Tumber (Sommerpudding, S. 112); Veanne Wills Nepean School, Victoria, Australien (Pfefferminz-Gesichtsmaske, S. 120, pflegende Joghurt-Frucht-Reinigungsmaske, S. 123).

Zu guter Letzt möchte ich mich bei meinem Ehemann Adrian Bone für seine Unterstützung und seinen Rat bedanken und auch für seine Geduld, denn die Arbeit an diesem Buch hat mich sehr in Anspruch genommen.

Ich habe mich bemüht, urheberrechtliche Belange ausfindig zu machen und zu berücksichtigen. Ich entschuldige mich für eventuelle, nicht beabsichtigte Verstöße.

Geleitwort zur englischsprachigen Ausgabe

Unsere Sinne sind von entscheidender Bedeutung, wenn es darum geht, unsere Persönlichkeit, unsere Fähigkeiten und unser Denkvermögen zu entwickeln. Menschen mit eingeschränkter Kommunikation haben oft wenig Gelegenheit, ihren Tast-, Geschmacks-, Geruchs- und Gesichtssinn sowie ihr Gehör zu entwickeln. Menschen, die wenig oder gar nicht sprechen, gelten als Personen mit komplexen Kommunikationsdefiziten. Das Unvermögen, normal über Sprache, Bilder oder Schrift zu kommunizieren, hat häufig zur Folge, dass die Kommunikationspartner ihre sozialen Interaktionen reduzieren. Daraus entwickelt sich mit der Zeit ein reduziertes Verhaltensmuster: Das Personal und die Betreuungspersonen wissen nicht, wie sie effizient kommunizieren sollen und schränken deshalb ihre Kommunikation immer weiter ein. Ein Buch wie dieses ist wichtig für alle, die Menschen mit komplexen Kommunikationsdefiziten betreuen.

Menschen, die nicht in der Lage sind, über Sprache, Bilder, Zeichen oder Schriftzeichen zu kommunizieren, leiden häufig an multiplen Erkrankungen, wie z. B. geistigen Behinderungen, Lernbehinderungen, schweren körperlichen Beeinträchtigungen, komplexen gesundheitlichen Defiziten und/oder schwerer Epilepsie. Eine Behinderung sollte jedoch kein Grund sein, diese Menschen aus der Gemeinschaft auszuschließen, denn niemand möchte ausgegrenzt werden und wir alle genießen gemeinsame Aktivitäten mit anderen. Selbst heute, wo Ansätze wie personzentrierte Planung und individualisierte Pläne die Regel sind, werden Menschen mit Behinderungen oft den größten Teil des Tages mit unterfinanzierten Gemeinschaftsaktivitäten beschäftigt, während denen die Zeit für Interaktionen rar ist. Hier kommt das Buch ins Spiel. Es vermittelt nicht nur die theoretischen Grundlagen der Aktivitäten, sondern enthält auch Vorschläge, die nur sehr wenig Vorbereitungszeit erfordern. Diese Aktivitäten stärken die Individualität der Betroffenen und helfen, Präferenzen zu äußern oder zu entwickeln.

Das Buch ist in Zusammenarbeit mit Unterstützern von Tagespflegeeinrichtungen und stationären Einrichtungen entstanden, aber dank seines Aufbaus ist es für viele weitere Gesundheitsfachleute von Nutzen. Die Assessment-Tools sind zweckmäßig und leicht anzuwenden. Die Aktivitäten beinhalten eine Vielzahl sensorischer Aktivitäten, deren theoretische Grundlagen auf fundierten Prinzipien aus der Arbeit mit Menschen basieren, die an schweren und massiven Behinderungen leiden. Der durchgängig gleiche Aufbau der Aktivitäten gibt Lesern mit kreativen Ideen die Struktur für eigene Aktivitäten vor. Dieses hervorragende Praxishandbuch ist ein wertvolles «Kochbuch» für viele Gesundheitsfachleute, die in diesem Bereich arbeiten.

Hilary Johnson
Manager, Communication Resource Centre
Scope (Vic.) Ltd

Einleitung

Seit einigen Jahren gibt es Programme zur sensorischen Stimulation von Menschen mit multiplen körperlichen Behinderungen. Des Weiteren wurden multisensorische Räume, sogenannte «Snoezelen^{TM}»-Räume, entwickelt, um ein sensorisch stimulierendes Umfeld zu schaffen, mit dem sich die Betroffenen auseinandersetzen können. Allerdings wissen die Menschen, die mit an massiven multiplen Behinderungen leidenden Betroffenen arbeiten häufig nicht, *warum* sie sensorisch fokussierte Aktivitäten anbieten und wie sie die multisensorischen Räume nutzen sollen.

In diesem Buch wird anstelle des Begriffs «sensorische Programme» der Ausdruck «sensorisch fokussierte Aktivitäten» verwendet, um die sensorischen Programme als solche nicht in den Mittelpunkt zu stellen, sondern um die Leser zu animieren, ihr Augenmerk auf *alle* Aktivitäten der betroffenen Menschen zu richten und sie quasi als sensorisch fokussierte Aktivität zu nutzen. Ziel ist es, den betroffenen Menschen die Teilnahme an Aktivitäten zu ermöglichen, die ihnen etwas bedeuten.

Seit einiger Zeit wird versucht, das sensorische Umfeld auf die sensorische Schwelle der Betroffenen abzustimmen, d.h. auf den Umfang an sensorischem Input, den sie verarbeiten und verkraften können (Dunn, 1999a, 1999b). Die hier präsentierten Aktivitäten können unabhängig von dem Umfang des sensorischen Inputs, den ein Betroffener in seinem Umfeld braucht, genutzt werden. Sie haben eine feste Struktur und sensorische Signale. So ist sichergestellt, dass Menschen, die mehr sensorischen Input brauchen, diesen auch bekommen, damit sie die Geschehnisse in ihrem Umfeld einschätzen können. Betroffenen, die leicht überstimuliert werden, helfen die Signale und die Vorhersehbarkeit, das, was auf sie zukommt, zu antizipieren und ihre Angst zu dämpfen.

In dem Buch geht es um ganz gewöhnliche Aktivitäten, wie die Zubereitung von Getränken und Speisen, Schönheitspflege und Haushalt sowie künstlerische und handwerkliche Arbeiten. Die Aktivitäten sollen in erster Linie Spaß machen und der Freizeitgestaltung dienen, aber auch allen Betroffenen die Teilnahme ermöglichen. Sie basieren nicht auf der sensorischen Integrationstherapie, sind jedoch für kontrollierten sensorischen Input geeignet, wenn es darum geht, nicht zielgerichtete selbstbezogene Verhaltensweisen durch angemessene Reaktionen zu ersetzen. Die Aktivitäten fördern auch das Lernen, denn manche Teilnehmer machen während der Durchführung Fortschritte (z.B. lernen sie, einen Schalter zu betätigen) und können daher häufiger an Aktivitäten teilnehmen, die ihnen Freude machen.

Teil I präsentiert die theoretischen Grundlagen der sensorisch fokussierten Aktivitäten und erörtert, warum diese Aktivitäten angeboten werden. Er beschäftigt sich mit dem Thema Assessment und zeigt auf, wie sensorisch fokussierte Aktivitäten strukturiert sein sollten, um die Teilnahme zu maximieren. Er stellt exemplarisch ein Programm vor, das Unterstützern vermitteln soll, wie die sensorisch fokussierten Aktivitäten durchzuführen sind.

Teil II enthält die sensorisch fokussierten Aktivitäten. Anhand von alltäglichen Aktivitäten und Rezepten wird gezeigt, wie diese, einfach durch Betonung des Prozesses und nicht nur des fertigen Produkts, so präsentiert werden können, dass sie die Sinne stimulieren.

Am Anfang von Teil II wird erläutert, wie es gelingt, alltägliche Aktivitäten auf eine die Sinne stimulierende Art zu präsentieren und die Teilnahme der Betroffenen an diesen Aktivitäten zu maximieren. Neben Formblättern, die kopiert und für die Planung sensorisch fokussierter Aktivitäten benutzt werden können, enthält Teil II auch Protokoll-Musterexemplare.

Die Aktivitäten sind in vier Bereiche eingeteilt: Getränke, Speisen, Körperpflege und Haushalt sowie künstlerische und handwerkliche Arbeiten. Für die Durchführung der Aktivitäten werden normale Haushaltsgeräte benötigt, die Zutaten sind leicht zu beschaffen und lassen sich problemlos in den Tagesablauf einbauen.

Das Buch richtet sich vor allem an Menschen, die Betroffene mit multiplen körperlichen Behinderungen unterstützen. Da es komplett fotokopiert werden kann, stellt die Weitergabe der Informationen, Aktivitäten und Formblätter sowie die Mehrfachbenutzung kein Problem dar.

Teil I –
Theoretische Grundlagen

1. Was bedeutet sensorische Stimulation?

Unsere Sinne versorgen uns fortwährend mit Informationen: auf der Straße, auf dem Markt, beim Essen, morgens beim Aufstehen, Waschen und Ankleiden. Wir gewinnen Erkenntnisse über die Welt durch unsere Sinne und durch Interaktion mit unserer Umgebung. Kinder erforschen ihre Umwelt spielerisch und lernen sie dabei kennen; sie lernen, woran sie sich verletzen oder verbrennen können, was zerbrechlich und mit Vorsicht zu behandeln ist, was sie essen und womit sie spielen können. Dieser Erkundungsprozess hält ein Leben lang an. Indem wir uns bewegen, riechen, schmecken, fühlen, sehen und hören, erforschen wir neue Dinge und erfahren so etwas über deren Eigenschaften. Dies hilft uns zu entscheiden, ob ein neues Objekt oder eine neue Erfahrung uns gefällt oder nicht.

Bedingt durch körperliche, sensorische oder geistige Behinderungen und/oder das Leben in einer reizarmen Umgebung haben viele Menschen nicht die Chance, ihre Umgebung zu erforschen und mit ihr zu interagieren. Die Auswirkungen eines reizarmen Umfeldes wurden an Kindern in osteuropäischen Waisenhäusern erforscht (Cermak/Daunhaur, 1997; Lin et al., 2005). Die Untersuchungen kommen zum Schluss, dass die «Umgebung von entscheidender Bedeutung für die sensorische Integration ist» (Cermak/Daunhaur, 1997: 500). Viele der Kinder waren «fast völlig stumm und zeigten selbststimulierende Verhaltensweisen, schaukelten vor und zurück, kratzten sich oder starrten auf ihre Finger» (Cermak und Daunhaur, 1997: 500).

Eines der Ziele sensorisch fokussierter Aktivitäten besteht darin, behinderten Menschen eine Umgebung zu bieten, in der sie ihre Sinne nutzen, d.h. sich bewegen, fühlen, riechen, schmecken, hören und sehen können. Menschen mit Behinderungen brauchen Unterstützung, um ihre Sinne nutzen und mit ihrem Umfeld interagieren zu können und so etwas über ihre Umwelt zu erfahren, z. B. durch Interaktion mit ihrem sozialen Umfeld, mit anderen Menschen oder mit ihrer materiellen Umgebung, die sie direkt zum Riechen, Schmecken, zum Greifen nach Gegenständen und vieles andere mehr animiert.

Sensorisch fokussierte Aktivitäten können das sensorische System aktivieren oder stimulieren und eine exzitatorische oder inhibitorische Wirkung erzielen. Bestimmte Formen der sensorischen Stimulation machen wach und aufmerksam, andere (z. B. Massage) wirken entspannend.

Anders als die einmal wöchentlich durchzuführenden Programme zur sensorischen Stimulation werden sensorisch fokussierte Aktivitäten in den Alltag integriert. Viele Aktivitäten ermöglichen sensorische Erfahrungen: So können die Betroffenen unterstützt werden, Toilettenartikel anzufühlen oder zu riechen, man kann ihr Badewasser mit Duftölen versetzen, mit Lavendel gefüllte Säckchen in ihren Kleiderschrank legen oder ihnen verschiedene Sorten Tee oder Kaffee anbieten. Im Freien kann man ihnen helfen, Gras anzufühlen, trockene Blätter zu zerbröseln, Baumrinde anzufassen und an Blumen zu riechen.

Auch ein Ausflug in die Umgebung ermöglicht sensorische Erfahrungen: Man kann mit ihnen in eine Parfümerie oder auf den Markt gehen, wo eine Vielzahl von Geräuschen, Gerüchen und optischen Eindrücken geboten wird.

Aufmerksames Beobachten ist wichtig, denn Menschen mit Behinderungen reagieren manchmal nur minimal auf unterschiedliche Stimuli (z. B. wenden sie den Kopf, um den Wind im Gesicht zu spüren; sie werden ganz still, um die Geräusche ihrer Umgebung wahrzunehmen oder sie schauen sich die hellen Lichter im Einkaufszentrum an). Doch es gilt zu beachten, dass bestimmte Umgebungen, wie z. B. der Markt, für einige Menschen eine Reizüberflutung darstellen. Mit ein wenig Kreativität können viele alltägliche Aktivitäten zu sensorischen Erfahrungen werden.

2. Die theoretischen Grundlagen der sensorisch fokussierten Aktivitäten

Dieses Kapitel stellt die Modelle vor, die begründen, wie und warum sensorische Aktivitäten durchgeführt werden. Obwohl verschiedene Theorien herangezogen wurden, strebt das Kapitel keine umfassende Erörterung der einschlägigen Literatur an. Falls Sie sich eingehender über das Thema informieren möchten, schauen Sie bitte in die Verzeichnisse der englisch- und deutschsprachigen Literatur am Ende des Buches.

Die folgenden Modelle helfen bei der Präsentation von Aktivitäten, die für die Betroffenen wichtig sind und zur Teilnahme motivieren. Folgende Aspekte sollten dabei berücksichtigt werden:

- Das bevorzugte sensorische System der Betroffenen und ob sie sich lieber mit Objekten oder Menschen beschäftigen (Beschäftigungsverhalten).
- Der von ihnen bevorzugte Umfang an sensorischem Input (sensorische Schwelle).
- Ihr intellektuelles Niveau.
- Das Niveau ihrer Kommunikation (vorsprachliche Kommunikation/Checkliste der kommunikativen Kompetenz, s. S. 26 ff.).
- Die Förderung der Kommunikation (intensive Interaktion).
- Die Bedeutung sensorischer Umgebungen (snoezelen™, ...).
- Die Wertschätzung der Betroffenen (personzentrierte Herangehensweise) und auf Inklusion abzielender Aktivitäten.

Diese Modelle gelten als Orientierung für die Auswahl und Durchführung von Aktivitäten.

2.1 Die individualisierte sensorische Umgebung [The Individualised Sensory Environment (ISE)]

2.1.1 Fragebogen zur Beschäftigung (Karen Bunning, 1991–1993)

Die Forscherin und Logopädin Karen Bunning hat das Konzept «individualisierte sensorische Umgebung» für Menschen mit schweren Lernbehinderungen entwickelt. «Das Konzept zielt darauf ab, die gezielten, angemessenen Reaktionen der Betroffenen zu fördern und ihre selbstbezogenen Verhaltensweisen zu reduzieren» (Bunning, 1996). Im Rahmen ihrer Arbeit entwickelte Bunning einen Fragebogen zum Beschäftigungsverhalten, der in selbstbezogene, personbezogene, objektbezogene und person-objektbezogene Verhaltensweisen gegliedert ist (s. Anhang 1). Auch wenn sie den Nachweis für die Reliabilität des Fragebogens nicht erbringen konnte, ist er dennoch ein brauchbares Instrument, um den Ist-Zustand des Beschäftigungsverhaltens festzustellen.

Der Fragebogen gibt Aufschluss über das Beschäftigungsverhalten des Betroffenen. Er muss von einer Person ausgefüllt werden, die den Betroffenen gut kennt. Der Teil über selbstbezogene Verhaltensweisen zeigt den Ist-Zustand des Verhaltens an (Def. s. Kap. 4, S. 41). Ziel ist es, den Betroffenen verschiedene sensorische Umgebungen anzubieten, um herauszufinden, ob sie die selbstbezogenen Verhaltensweisen reduzieren oder ganz einstellen. In diesem Zusammenhang müssen zwei Voraussetzungen erfüllt sein:

1. Die selbstbezogenen Verhaltensweisen als Folge mangelnder Stimulation. Bei Menschen, die über viele Jahre mangelnder Stimulation ausgesetzt waren, sind diese Verhaltensweisen möglicherweise zur Gewohnheit geworden; werden ihnen jedoch Objekte oder Aktivitäten angeboten, die ihre Aufmerksamkeit fesseln, reduzieren sie ihre selbstbezogenen Verhaltensweisen.
2. Die selbstbezogenen Verhaltensweisen als Folge einer Reizüberflutung und die Nutzung der Betroffenen eines sensorischen Systems, das ihnen am meisten Sicherheit vermittelt, um sich vor der Reizüberflutung aus der Umgebung zu schützen oder ablenken zu können.

Sorgfältige Beobachtung der Umgebung und der Stimmung der Betroffenen gibt Antwort auf die Frage, ob sie die selbstbezogenen Verhaltensweisen nutzen, um ihren sensorischen Input zu erhöhen oder um sich zu beruhigen. Anders ausgedrückt, wirken die Betroffenen bei ihren selbstbezogenen Verhaltensweisen glücklich und entspannt oder ängstlich und überfordert? Diesbezügliche Fragen zur Vorgeschichte geben Aufschluss, ob der Betroffene unter- oder überstimuliert ist (s. folgender Abschnitt über das sensorische Profil).

Die Teile über das person- und objektbezogene Verhalten zeigen, ob der Betroffene mit Menschen und Objekten interagiert. Um sich funktional zu verhalten, muss er mit beiden interagieren. Lernt der Betroffene beispielsweise, ohne fremde Hilfe zu essen, muss er mit dem Objekt, dem Löffel, interagieren, ihn aufnehmen, halten und zum Mund führen. Darüber hinaus muss er auch mit anderen Menschen interagieren, ihre Anwesenheit wahrnehmen, ihren Anweisungen Folge leisten und auf Lob reagieren, wenn er die Aufgabe erfolgreich bewältigt hat.

Menschen mit massiven multiplen Behinderungen zeigen in der Regel viele selbstbezogene, aber nur wenige personen- oder objektbezogene Verhaltensweisen. Ziel ist es zu erreichen, dass sie die selbstbezogenen Verhaltensweisen zugunsten der personen- und objektbezogenen Verhaltensweisen aufgeben.

2.1.2 Das sensorische Profil

Die drei Instrumente *The Infant Toddler Sensory Profile* (Dunn, 2002), *The Adult Sensory Profile* (Brown und Dunn, 2002) und *The Sensory Profile Manual* (Dunn, 1999b) umfassen die sensorischen Profile von Menschen von der Geburt bis zum Alter von 90 Jahren und mehr. Instrumente zur Ermittlung des sensorischen Profils sind Fragebögen, die zeigen, wie Menschen im Alltag auf sensorische Erfahrungen reagieren. Die drei Instrumente decken das ganze Leben ab; der Teil für Kinder wird von den Eltern/Betreuungspersonen ausgefüllt, Jugendliche/Erwachsene füllen den für sie vorgesehenen Teil selber aus. Ein viertes Instrument, *The School Companion Sensory Profile*, ist für Lehrer bestimmt, die Fragen zu bestimmten Schülern beantworten (sachbezogene Berichte, häufig gestellte Fragen und die Bibliografie sind unter www.sensory profile.com zu finden).

Das sensorische Profil liefert Informationen über die *Reizschwelle* von Menschen und ihre *verhaltensspezifischen Reaktionen* darauf. Diese Konzepte sind insofern wichtig, als die Kenntnis der «Reizverarbeitung erhellend ist, denn Präferenzen in puncto Reizverarbeitung können die Reaktionen von Menschen auf bestimmte Umgebungen, Situationen, Aktivitäten und andere Menschen erklären» (Brown, 2001: 117).

Die Reizschwelle ist der Punkt, an dem die Nerven durch die eingehenden Sinneseindrücke aktiviert werden. «Eine niedrige Reizschwelle bedeutet, dass zur Aktivierung des Nervensystems weniger Reize nötig sind. Umgekehrt bedeutet eine hohe Reizschwelle, dass die Reize stärker sein müssen, bis die Neuronen feuern und Sinneneindrücke wahrgenommen werden» (Brown, 2001: 117). Jeder Mensch hat eine andere Reizschwelle, z. B. was Schmerzen anbelangt, denn einige halten mehr Schmerzen aus als andere. Die Reizschwelle ist jedoch auch bei ein und demselben Menschen nicht immer die gleiche, was bedeutet, dass wir Schmerzen mal besser und mal schlechter aushalten können. Das Gleiche gilt für unsere übrigen Sinne (Bewegung, Berührung, Gesichts-, Gehör-, Geschmacks- und Geruchssinn).

Das sensorische Profil beantwortet die Frage, wie Menschen auf sensorische Ereignisse im Alltag reagieren. Es zeigt, ob sie eine hohe oder eine niedrige Reizschwelle haben. Menschen mit einer *hohen* Reizschwelle *brauchen mehr sensorischen Input* als sie über die alltäglichen Aktivitäten bekommen. Menschen mit einer *niedrigen* Reizschwelle *brauchen weniger sensorischen Input* als sie über die alltäglichen Aktivitäten bekommen, d.h. sie sind häufig *überstimuliert.*

Menschen haben nicht nur eine unterschiedliche Reizschwelle, sondern sie reagieren oft auch anders darauf. Entweder sie akzeptieren ihre Reizschwelle und lassen es dabei bewenden, oder sie werden aktiv, um sie zu erfahren.

Die Kombination von Reizschwelle und verhaltensspezifischer Reaktion ergibt vier Verhaltensmuster (Dunn, 2001):

1. *Hohe* Reizschwelle, *passive* verhaltensspezifische Reaktion/geringe Wahrnehmung – Der Betroffene braucht mehr sensorischen Input (er nimmt weder Signale von sich noch aus der Umgebung wahr).
2. *Hohe* Reizschwelle, *aktive* verhaltensspezifische Reaktion – Der Betroffene ist auf der Suche nach mehr Reizen (er beschafft sich mehr sensorischen Input und genießt ihn).
3. *Niedrige* Reizschwelle, *passive* verhaltensspezifische Reaktion – Der Betroffene hat eine hohe sensorische Sensibilität (er braucht weniger sensorischen Input).
4. *Niedrige* Reizschwelle, *aktive* verhaltensspezifische Reaktion – Der Betroffene meidet Reize (er hält sich fern von sensorischem Input).

Bei Erwachsenen mit Behinderungen wird meistens das Profil für Erwachsene/Jugendliche benutzt. Doch weil die Fragen von den Betreuungspersonen und nicht von den Betroffenen selbst beantwortet werden, sind die Ergebnisse, was die Reizschwelle der Betroffenen angeht, lediglich als Anhaltspunkt zu verstehen. Sie werden durch die Beobachtungen und Befragungen von Personen, die die Betroffenen gut kennen, ergänzt.

2.1.3 Das Lernkontinuum (Barbara Knickerbocker, 1980); ein ganzheitlicher sensorischer Ansatz (Helen Sanderson und Niki Gitsham, 1991)

Barbara Knickerbocker hat ein kognitives Modell entwickelt (d.h. ein Lernkontinuum, das die intellektuellen Fähigkeiten in fünf Stufen gliedert). Helen Sanderson und Niki Gitsham haben es erweitert und bei Menschen mit schweren Lernbehinderungen angewendet. Die fünf Stufen werden nachfolgend beschrieben.

1. Stufe – Vermeiden

Bei Menschen mit multiplen körperlichen Behinderungen ist dies die erste Stufe. Die Betroffenen meiden Reize, indem sie sich völlig passiv verhalten, Berührungen mit Dingen vermeiden, sich von der Gruppe fernhalten oder sich in eine Ecke zurückziehen. Manche sind so hyperaktiv, dass sie nur kurze Zeit an einer Stelle bleiben und somit Reize aus der Umgebung nicht wahrnehmen können. Auf dieser Stufe ist das Ziel, den Betroffenen zu helfen, Kontakt zu ihrer Umgebung aufzunehmen und ihnen so bewusst zu machen, dass außer ihnen noch anderes existiert.

Beginnen Sie auf dieser Stufe mit Aktivitäten, die ohne Berührungen auskommen, da die Betroffenen Berührungen als irritierend oder bedrohlich empfinden. Bevor Sie mit Berührungen beginnen, können Sie beispielsweise mit Seifenblasen, Gerüchen, Klängen, Luftbewegungen und ähnlichen Dingen arbeiten, um die Aufmerksamkeit der Betroffenen zu gewinnen und Vertrauen aufzubauen. Als Nächstes versuchen Sie indirekte Stimulation, ohne die Betroffenen zu berühren (z. B. eine Massage mit Massagehandschuhen aus verschiedenen Materialien). Üben Sie dabei festen Druck aus. Eine leichte Berührung wird oft als irritierend oder unangenehm empfunden, was zur Folge hat, dass der Betroffene ausweicht oder agitiert wird. Fragen Sie einen Physiotherapeuten oder Masseur, wie Sie die Betroffenen richtig berühren und massieren können. Erkundigen Sie sich auch bei einem Ergotherapeuten, welche Programme für Menschen geeignet sind, die Berührungen nicht ertragen können.

Auf der ersten Stufe werden den Betroffenen Dinge präsentiert, die sie mit Unterstützung erkunden können; es wird nicht erwartet, dass sie ihre Umgebung und Objekte aus eigenem Antrieb erforschen. Es ist wichtig, dass sie sich in ihrer Umgebung sicher und nicht bedroht fühlen. In dieser Phase gilt es, Vertrauen aufzubauen; wenn ein Betroffener ablehnend reagiert oder sich zurückziehen möchte, lassen sie ihn gewähren, aber achten Sie nötigenfalls weiter auf ihn. Möchte ein Betroffener den Raum verlassen, ist er vielleicht überstimuliert und der Rückzug ist eine Möglichkeit für ihn, den sensorischen Input auf ein für ihn erträgliches Maß zu reduzieren. Versuchen Sie, ihm das Gefühl zu vermitteln, die Situation unter Kontrolle zu haben.

Einige Betroffene zeigen auf dieser Stufe selbstbezogene Verhaltensweisen (z. B. Fingerschnalzen oder sich vor und zurück bewegen). Wahrscheinlich ist dies ihre Art, sensorische Angebote auszublenden, weil sie durch die Umgebung überstimuliert werden. Andere Betroffene versuchen, sensorische Angebote durch selbstbezogene Verhaltensweisen zu intensivieren. Sie haben noch nicht entdeckt, dass auch die Umgebung sensorische Angebote bereithält. Daher ist ihre Aufmerksamkeit nach innen gerichtet und sie verschaffen sich sensorische Angebote mithilfe ihres Körpers. Unterstützer von Menschen mit massiven multiplen Behinderungen sollten die Betroffenen gut kennen und auf ihre Stimmung achten – wirken sie bei ihren selbstbezogenen Verhaltensweisen glücklich und entspannt oder ängstlich und überfordert?

Egal aus welchen Gründen Menschen selbstbezogene Verhaltensweisen zeigen, sie nutzen stets das sensorische System, das ihnen am nächsten ist und mit dem sie sich am wohlsten fühlen. Das Nutzen der selbstbezogenen Verhaltensweisen zeigt, dass sie, was ihre Person betrifft, das Prinzip «Ursache-Wirkung» ansatzweise kennen (z. B. «Ich weiß, dass ich mich gut fühle, wenn ich mich vor und zurück bewege»). Doch in der Regel ist ihnen der Grund dieses Verhaltens nicht bewusst; es ist einfach zur Gewohnheit geworden.

2. Stufe – Erkunden

Auf dieser Stufe beginnen die Betroffenen, sich mit ihrer Umgebung, Objekten und anderen Menschen aktiv auseinanderzusetzen und Präferenzen zu entwickeln. Es kann sein, dass sie im Zuge ihrer Erkundung eine Bewegung machen, die ein unerwartetes Ergebnis produziert, das ihnen gefällt und dann wiederholen sie später diese Bewegung. Menschen mit massiven multiplen Behinderungen brauchen anfangs oft Hilfe, um Dinge zu erforschen, und dabei wird ihr nicht intentionales Verhalten beeinflusst. Interessiert der Betroffene sich beispielsweise für das Licht, kann eine Lampe mit einem Schalter verbunden und dieser in Reichweite des Betroffenen platziert werden; der Betroffene wird koaktiv unterstützt, den Schalter zu betätigen und wird damit belohnt, dass die Lampe angeht. Zunächst merkt der Betroffene vielleicht nicht, dass er selbst den Schalter betätigt, aber wenn das Verhalten konsequent verstärkt wird, versteht er mit der Zeit das Prinzip «Ursache-Wirkung».

Es kann sein, dass Menschen mit taktiler Abwehr anfangs keine Berührungen im Zusammenhang mit koaktiver Unterstützung tolerieren. Vielleicht strecken sie die Hand aus und berühren Dinge, aber es ist wichtig, dass sie die Erfahrungen unter Kontrolle haben. Doch wenn sie erst einmal Vertrauen gefasst haben und wissen, dass sie jederzeit aufhören können, wird koaktive Unterstützung meistens toleriert. Kann der Betroffene keine Berührungen ertragen, stellen Sie das Gerät, das ihn interessiert, so hin, dass er es zufällig aktivieren kann. Manchmal ist ein externer Schalter dazu erforderlich. Bei seinen normalen Bewegungen berührt er dann irgendwann das Objekt/den Schalter und beginnt, das Prinzip «Ursache-Wirkung» zu verstehen: «Wenn ich den Schalter berühre, geht das Licht an, aber ich weiß nicht genau, wie ich es gemacht habe.»

3. Stufe – Organisieren

Auf dieser Stufe kennen die Betroffenen das Prinzip «Ursache-Wirkung» sowie das Konzept Objektpermanenz (d. h. sie wissen, dass etwas existiert, auch wenn sie es nicht sehen können). Würde man ein Tuch über den Schalter legen, wüssten sie, dass der Schalter da ist, und würden das Tuch entfernen, um den Schalter zu betätigen.

Sie können auch Stimuli voneinander unterscheiden. Sie können beispielsweise erkennen, ob Objekte ähnlich (Teppich und Tuch sind weich) oder unähnlich (der Teppich ist weich und der Boden hart) sind.

4. Stufe – Integrieren

Auf dieser Stufe nutzen die Betroffenen all ihre Sinne, um ihr Umfeld zu erkunden und einzelne Aspekte ihrer Umgebung zu verstehen. Sie sind in der Lage, frühere Erfahrungen mit der Gegenwart zu verknüpfen («Ich habe das schon einmal erlebt und es hat mir gefallen.»). Sie beginnen zu experimentieren: Wenn sie wissen, dass der Schlag auf eine Trommel ein Geräusch produziert, schlagen sie auf einen Lichtschalter, um herauszufinden, ob sie auch ihm ein Geräusch entlocken können. Oder sie entdecken, dass «dasselbe Objekt andere Dinge macht» oder andere Geräusche produziert, «je nachdem, wie man es benutzt» (Sanderson und Gitsham, 1991). Rein funktionell betrachtet, kann man sagen: Wenn die Betroffenen auf dieser Stufe sind und bei einem Objekt einen Schalter betätigen können (z. B. um Licht anzumachen), können sie auch lernen, dass sie durch die Betätigung anderer Schalter andere Objekte anstellen können (z. B. einen Kassettenrecorder oder eine Küchenmaschine). Es gilt jedoch zu bedenken, dass Menschen mit Behinderungen meistens nicht in der Lage sind, Fähigkeiten zu übertragen und deshalb den Umgang mit Geräten in anderen Situationen immer wieder neu lernen müssen.

5. Stufe – Konzeptualisieren

Auf dieser Stufe gehen die Betroffenen nicht mehr nach dem Prinzip «Versuch-Irrtum» vor, sondern sie können Probleme durch Nachdenken lösen und ihr Verhalten ist intentional.

2.1.4 Modell zur Messung von Fortschritten (Claire Marvin, 1998)

Dieses Modell wurde ebenfalls im Vereinigten Königreich entwickelt. Lehrer nutzen es zur Messung von Fortschritten (unterhalb von Level 1 des Nationalen Curriculums). Es findet aber auch Anwendung bei Menschen mit massiven multiplen Behinderungen, um Fortschritte im Zusammenhang mit alltäglichen Aktivitäten festzustellen. Es gibt Aufschluss darüber, wie Menschen mit ihrer Umgebung interagieren.

Das Modell zeigt, wie sich Reaktionen und Verhaltensweisen durch Lernprozesse oder Aktivitäten verändern. Beispielsweise kann ein Betroffener bei einer Aktivität nur anwesend sein und nicht aktiv daran teilnehmen (s. Konfrontation) oder die erlernten Fähigkeiten übertragen und sich aktiv an Aktivitäten beteiligen (Erweiterung der Fähigkeiten).

Die Betroffenen müssen die Stadien jedoch nicht unbedingt in der vorgegebenen Reihenfolge durchlaufen. Ihre Reaktionen können sich von einem Tag auf den anderen ändern oder sind abhängig vom Kontext oder den angebotenen Aktivitäten. Letzteres lässt Rückschlüsse auf bevorzugte Aktivitäten zu.

Konfrontation

Die Betroffenen sind während der Durchführung der Aktivitäten anwesend, nehmen aber nicht daran teil. Dabei sind sie verschiedenen Reizen ausgesetzt (z. B. heiß/kalt). Für einige besteht die Leistung schon darin, dass sie den Raum nicht verlassen.

Wahrnehmung

Die Betroffenen registrieren Geschehnisse in ihrer Umgebung und zeigen auf subtile Art, dass sie ein Objekt, Ereignisse oder eine Person wahrgenommen haben (sie unterbrechen z. B. ihre selbstbezogenen Verhaltensweisen oder erschrecken, wenn eine Tür zuschlägt).

Aufmerksamkeit und Reaktion

Die Betroffenen nehmen Anteil an ihrer Umgebung und reagieren, wenn auch nur sporadisch. Sie lassen Anzeichen von Überraschung, Freude oder Frustration erkennen und beginnen, zwischen Personen, Objekten, Ereignissen und Orten zu differenzieren.

Interesse

Die Betroffenen verfolgen Ereignisse konsequenter und sind in der Lage, zwischen einzelnen Ereignissen in ihrer Umgebung zu differenzieren. Sie fokussieren ihre optische oder akustische Wahrnehmung, versuchen Menschen, Objekte oder Ereignisse zu lokalisieren oder sich bewegende Objekte mit den Augen zu verfolgen. Sobald die Betroffenen regelmäßig auf Reizangebote reagieren, können ihre Vorlieben und Abneigungen notiert werden.

Partizipation

Die Betroffenen beschäftigen sich mit anderen, beteiligen sich, geben und nehmen. Sie antizipieren bekannte Abläufe von Ereignissen. Sie reagieren eher als dass sie ihre Umgebung aus eigenem Antrieb aktiv erkunden. Auseinandersetzungen mit Objekten oder Interaktionen mit Personen werden von anderen initiiert.

Involvement

Die Betroffenen beschäftigen sich aus eigenem Antrieb aktiv mit Objekten oder Personen, anstatt nur passiv Dinge zu erkunden, die ihnen angeboten werden. Sie verhalten sich proaktiv und setzen sich aus eigenem Antrieb mit Objekten oder Personen auseinander.

Erweiterung der Fähigkeiten

Die Betroffenen erweitern oder verbessern ihre Fähigkeiten bzw. übertragen sie auf andere Situationen. Sie kommunizieren beispielsweise, dass sie andere Aktivitäten/Umgebungen bevorzugen.

Firth (2004) hat dieses Modell benutzt, um Fortschritte im Bereich der intensiven Interaktionen (s. S. 28) zu messen. Im Vordergrund stehen dabei jedoch nicht Interaktionen mit dem Umfeld, sondern soziale Interaktionen. Es werden immer noch sieben Stufen benutzt, aber die letzte Stufe heißt nicht mehr Erweiterung der Fähigkeiten, sondern vom Interaktionspartner initiierte Interaktion. Auf dieser Stufe «initiiert der Betroffene eine Aktivität (kein repetitives oder selbstbezogenes Verhalten) und sucht bewusst den sozialen Kontakt zu einer anderen Person, um sie in die Aktivität einzubeziehen» (Firth, 2004: 3).

2.1.5 Einschätzung der affektiven Kommunikation (Judith Coupe O'Kane und Juliet Goldbart, 1998); Checkliste der kommunikativen Kompetenz (Karen Bloomberg und Denise West, 1999)

Judith Coupe O'Kane und Juliet Goldbart haben die Kommunikation von Betroffenen in sechs Stufen gegliedert: drei Stufen für präintentionale und drei Stufen für intentionale Kommunikation.

Basierend auf der Arbeit von Coupe O'Kane und Goldbart haben Karen Bloomberg und Denise West ihre Checkliste der kommunikativen Kompetenz entwickelt. Es handelt sich um ein Instrument zur Einschätzung der Kommunikation, das bei Jugendlichen und Erwachsenen mit schweren oder multiplen Behinderungen eingesetzt wird. Die einzelnen Kommunikationsstufen sind durch bestimmte Fähigkeiten der Betroffenen gekennzeichnet.

Menschen mit massiven multiplen Behinderungen kommunizieren meistens auf der nicht intentionalen oder informell intentionalen Stufe. Diese vier Stufen werden nachfolgend beschrieben.

Stufe 1 – Reflexhaftes Verhalten

Die Betroffenen zeigen reflexhafte Reaktionen, denen andere eine Bedeutung und eine kommunikative Intention zuordnen. Sie schlafen viel und nehmen nur Personen oder Objekte in ihrem Blickfeld wahr. Sie sind auf die Innenwelt fokussiert und müssen zur Interaktion mit der Außenwelt animiert werden. Sie beobachten Objekte oder andere Personen, reagieren aber nicht auf sie.

Stufe 2 – Reaktives Verhalten

Die Betroffenen reagieren auf unterschiedliche Stimuli und ihren Verhaltensweisen wird eine Bedeutung zugeordnet (z. B. Vorliebe/Abneigung). Diese Stufe entspricht der Stufe Erkunden auf dem Lernkontinuum. Die Betroffenen können Unterschiede wahrnehmen, was Stimmqualität, Gesichtsausdruck und Körpersprache betrifft und entsprechend reagieren. Sie initiieren keine Interaktionen, reagieren aber darauf und sind auch in der Lage, auf ständig wiederkehrende Abläufe zu reagieren.

Stufe 3 – Proaktives Verhalten

Die Betroffenen erkunden ihre Umgebung aus eigenem Antrieb. Sie beginnen mit Personen und Objekten zu interagieren und erkennen Objekte, die eine Bedeutung für sie haben (z. B. steht eine Tasse für das Trinken). Sie befinden sich noch immer auf der Erkundungsstufe des Lernkontinuums. Wenn sie eine Bewegung machen, die ein unerwartetes Ergebnis produziert, das ihnen gefällt, wiederholen sie die Bewegung später. Sie gehen auf unterschiedliche Art mit Objekten um; sie schütteln sie, schlagen sie gegen den Tisch oder ein anderes Objekt oder werfen sie auf den Boden. In dem Maße wie sie das Prinzip «Ursache-Wirkung» begreifen, wird ihre Kommunikation intentional, denn sie wissen, dass auf ihr Handeln eine Reaktion erfolgt.

Stufe 4 – Intentionales informelles Verhalten

Die Betroffenen beginnen, intentional zu kommunizieren und nutzen Objekte und Menschen, um sich mitzuteilen. Sie erkennen bekannte Personen und benutzen Gesten, z. B. zeigen sie auf etwas. In der gleichen Weise benutzen sie auch Menschen, um ihre Ziele zu erreichen (sie legen z. B. die Hand der Betreuungsperson auf den Löffel, wenn sie noch mehr essen wollen). Sie verstehen einfache Anweisungen, wie «setz dich» oder «gib mir», aber nur in Abhängigkeit vom Kontext.

Die Betroffenen beschäftigen sich auch mit Objekten und setzen sie ein, um die Aufmerksamkeit einer anderen Person auf sich zu lenken und sie gebrauchen Objekte auf vielfältige Weise. Diese Stufe entspricht der Stufe Organisieren auf dem Lernkontinuum.

Bloomberg und West haben die Terminologie verändert und die Stufen reflexhaftes und reaktives Verhalten zusammengefasst. Sie begründen dies damit, dass sich nur sehr wenige Erwachsene auf der Stufe reflexhaftes Verhalten befinden und dass die Interventionen für beide Stufen die gleichen sind: «Verbesserung der Lebensqualität», «Bereitstellung sensorischer Aktivitäten» und «Entwicklung der Fähigkeiten des Kommunikationspartners» (persönliches Gespräch, 2005).

Die neuen Stufen lauten wie folgt:

- Stufe 1: Nicht intentionales passives Verhalten (vorher reflexhaftes und reaktives Verhalten)
- Stufe 2: Nicht intentionales aktives Verhalten (vorher proaktives Verhalten)
- Stufe 3: Intentionales informelles Verhalten (unverändert).

2.1.6 Intensive Interaktion
(Melanie Nind und David Hewett, 2001)

Die intensive Interaktion ist eine Möglichkeit mit Menschen zu kommunizieren, die massive multiple Behinderungen haben. Der Ansatz wurde für Menschen entwickelt, die kaum kommunizieren und nur minimale Kompetenzen haben, was soziale Kommunikation angeht. Er orientiert sich am Interaktionsstil, den Eltern im Umgang mit ihrem Baby pflegen. Im Vordergrund steht der Interaktionsprozess, nicht das Ergebnis. Anders ausgedrückt, es geht darum, Zeit mit den Betroffenen zu verbringen und die Interaktion so zu gestalten, dass sie sich geborgen und einbezogen fühlen. Ziel ist weder Informationsaustausch noch Erfüllung von Bedürfnissen, die Betroffenen sollen vielmehr spüren, dass es sich lohnt, Zeit mit ihnen zu verbringen. Auch Kennedy (2001) äußert sich in diesem Sinn.

Ein zentraler Aspekt der intensiven Interaktion besteht darin, sich der Sprache der Betroffenen anzupassen: Geräusche, Klopfen auf Gegenstände, Reiben von Gegenständen oder idiosynkratische Bewegungen. Der Interaktionspartner kann sich dieser Sprache bedienen, um mit dem Betroffenen in Kontakt zu treten, indem er dessen Geräusche oder Bewegungen auf respektvolle Weise nachahmt. Dies hilft meistens die Aufmerksamkeit des Betroffenen zu erlangen, weil ihnen diese Verhaltensweisen vertraut sind.

Regeln, die es bei der intensiven Interaktion zu beachten gilt:

- Finden Sie heraus, wo der Betroffene sich am wohlsten fühlt und wählen Sie diesen Ort für die Interaktion aus.
- Kommen Sie zur Ruhe und nehmen Sie sich Zeit.
- Planen Sie Pausen ein, damit der Betroffene auf die Handlungen, Bewegungen und Geräusche reagieren kann.
- Entspannen Sie sich – achten Sie auf Ihre Körpersprache und darauf, dass Sie geistig und körperlich präsent sind (der Betroffene spürt, wenn er nicht Ihre volle Aufmerksamkeit hat).
- Übernehmen Sie abwechselnd die Kontrolle über die Interaktion: Manchmal führen Sie und manchmal lassen Sie sich führen.
- Etablieren und wiederholen Sie vertraute Routinen, die beide Seiten als angenehm empfinden.

Reagieren Sie auf:

- verbale Äußerungen
- andere Geräusche, die mit dem Mund gemacht werden
- andere Geräusche
- Bewegungen
- Gesichtsausdruck
- Körperkontakt
- stereotypes Verhalten.

Reagieren Sie, indem Sie dieses Verhalten

- imitieren
- mit dem Betroffenen zusammen machen
- etwas sagen
- schauspielern
- nicht sprachliche Geräusche machen
- laufend kommentieren (achten Sie jedoch darauf, dass der Betroffene nicht überstimuliert wird).

2.1.7 Das Snoezelen™-Konzept (Jan Hulsegge und Ad Verheul, 1987)

Menschen mit massiven multiplen Behinderungen agieren oft auf der sensorischen Ebene. Von ihrem Entwicklungsstand her sind sie eher daran interessiert, sich mit Wahrnehmungen aus dem eigenen Körper oder aus der Umgebung auseinanderzusetzen, als komplexe Konzepte zu verstehen. Hier setzt die Snoezelen™-Philosophie an.

Snoezelen™ ist ein Konzept, das in den Niederlanden von Hulsegge und Verheul (1987) entwickelt wurde. Der Begriff, eine Kombination der beiden niederländischen Wörter «sniffing» (schnuppern) und «dozing» (dösen), soll den Eindruck vermitteln, dass es um Aktivität oder erkunden (schnuppern) und Entspannung (dösen) geht. Anfangs wurde das Konzept häufig missverstanden und für sämtliche Aktivitäten verwendet, die darauf abzielten, in einer attraktiven Umgebung die Sinne stimulierende Erfahrungen zu ermöglichen.

Hulsegge und Verheul sprachen zwar von «Snoezelen™»-Räumen, aber sie verstanden das Konzept in übertragenem Sinn. Mit Snoezelen™ ist also kein Raum gemeint, sondern das bewusste Genießen einer die Sinne stimulierenden Umgebung. Nach dieser Definition findet snoezelen™ statt, wenn wir duschen, eine Mahlzeit zubereiten, uns im Park aufhalten, am Strand liegen oder bei einem Glas Wein am Feuer sitzen. Wichtig ist, dass man alle sensorischen Aspekte der Aktivität genießt. Leider bringen manche Menschen die multisensorische Arbeit mit speziellen Räumen in Verbindung, weil sie nicht wissen, dass alle Aktivitäten so präsentiert werden können, dass sie die Sinne stimulieren.

Die Prinzipien der Snoezelen™-Philosophie lauten:

- Eine Atmosphäre schaffen, die Vertrauen schafft und Entspannung ermöglicht.
- Eine angenehme, die Sinne ansprechende Atmosphäre anbieten.
- Alltägliche Aktivitäten so präsentieren, dass sie die Sinne stimulieren.
- Der Betroffene bestimmt das Tempo.
- Dem Betroffenen Wahlmöglichkeiten anbieten.
- Die Einstellung der Unterstützer ist von entscheidender Bedeutung – die Betroffenen brauchen Zeit und Raum zum Erkunden.
- Körperkontakt und Aufbau einer vertrauensvollen Beziehung zu den Betroffenen haben einen hohen Stellenwert.

Das Snoezelen™-Konzept zielt darauf ab, dass die Betroffenen ihre Umgebung ohne jeden Druck von außen erkunden können. Sie schmecken, riechen, berühren Dinge und bewegen sich, «weil es ihnen Spaß machen und nicht, um Wissen zu erwerben, zu lernen oder um sich weiterzuentwickeln» (Hulsegge und Verheul, 1987).

Joe Kewin beschreibt Snoezelen™ wie folgt: «Snoezelen bietet den Betroffenen die Zeit, den Raum und die Möglichkeit, sich in ihrem Tempo und frei von Erwartungen anderer auf genussvolle Art mit der Umgebung auseinanderzusetzen» (Hutchinson, 1991: 9).

Snoezelen™ ist somit «in erster Linie zur Entspannung gedacht» (Hulsegge und Verheul, 1987). Die Autoren weisen jedoch darauf hin, dass die Entwicklung von Fähigkeiten durchaus eine Art Nebenprodukt der Snozelen™-Räume sein kann, betrachten «Entwicklung und Therapie aber nicht als zentrales Anliegen von Snoezelen» (Hulsegge und Verheul, 1987).

2.1.8 Personzentrierte Planung (Helen Sanderson, 2000); die Philosophie der fünf Dienstleistungsziele (John O'Brien, 1989)

«Personzentrierte Planung ist ein neuer Ansatz, der Menschen mit Behinderungen anders wahrnimmt und anders mit ihnen arbeitet. Seine Hauptziele sind Machtverteilung und Inklusion» (Sanderson, 2000: 1). Der Betroffene ist Mittelpunkt des Planungsprozesses und wird mit seinen individuellen Bedürfnissen nicht an die Dienstleistungen angepasst. Der Ansatz orientiert sich an der Philosophie der «fünf Dienstleistungsziele» (s. weiter unten) sowie an den Konzepten Normalisierung und Wertschätzung der sozialen Rolle und zielt darauf ab, den Betroffenen zu helfen, anerkannte Rollen in der Gemeinschaft zu übernehmen und ihnen eine gute Lebensqualität zu ermöglichen.

Menschen mit massiven multiplen Behinderungen können ihre Vorlieben und Abneigungen nicht verbal zum Ausdruck bringen – eine Tatsache, die berücksichtigt werden muss, wenn es darum geht, ihnen nicht nur sinnvolle Dienstleistungen und Aktivitäten anzubieten, sondern auch solche, die ihnen gefallen.

Die vorgestellten Modelle liefern wichtige Informationen, die für die personzentrierte Planung genutzt werden sollten, wie und dass z. B. Menschen mit massiven multiplen Behinderungen auf der sensorischen Ebene agieren und deshalb Umgebungen und Aktivitäten brauchen, die ihre Sinne ansprechen. Auch wenn sie ihre Vorlieben und Abneigungen nicht verbalisieren können, drücken sie ihre Präferenzen im Hinblick auf das sensorische System und die sensorische Schwelle dennoch über ihr Verhalten aus. Wenn man weiß, wie ein Betroffener kommuniziert und auf welcher Stufe er intellektuell steht, kann man ihm Aktivitäten anbieten, die er als sinnvoll empfindet. Im Rahmen der intensiven Interaktion erfährt der Betroffene Wertschätzung, weil die Unterstützer sich bemühen, seinen Kommunikationsstil zu lernen und ihn damit anerkennen. Sie verbringen auch Zeit mit dem Betroffenen, die sie, genauso wie die Interaktion mit ihm, genießen.

Im Folgenden werden die fünf Dienstleistungsziele (O'Brien, 1989) vorgestellt. Sie bilden die Grundlagen für einen angemessenen Umgang mit Menschen, die an massiven multiplen Behinderungen leiden. Diese Grundlagen werden nachfolgend unter Berücksichtigung ihres Bezugs zu den sensorisch fokussierten Aktivitäten beschrieben.

Respekt

Nach O'Brien (1989) sind Menschen mit Behinderungen stets mit Respekt zu behandeln. Er verweist darauf, dass die Einstellung für die Interaktion mit ihnen eine wichtige Rolle spielt. Respekt zeigt sich darin, wie man während der Interaktion mit den Betroffenen umgeht. Dies bedeutet für die Unterstützer, dass sie sich Zeit nehmen und herausfinden müssen, was die Betroffenen mögen, wann sie aufhören wollen oder ob sie etwas anderes möchten. Sie müssen außerdem auf die Umgebung achten und sie verändern, wenn sie zu laut ist und die Betroffenen überstimuliert.

Die Unterstützer haben die Aufgabe, den Betroffenen zu helfen, möglichst unabhängig zu werden, Entscheidungen zu treffen und bestimmte Aspekte ihrer Umgebung zu kontrollieren. Sie sollen die Betroffenen auch animieren, anerkannte soziale Rollen zu übernehmen und so «die mit positiven Aktivitäten verbundene Anerkennung und Wertschätzung zu erfahren» (O'Brien/Lyle, 1987: 21).

Wahlmöglichkeiten

Menschen mit massiven multiplen Behinderungen wird ihre Entscheidungsfähigkeit häufig abgesprochen. Doch die meisten können durchaus Entscheidungen treffen, wenn auch nicht in sprachlicher Form. Es ist wichtig, Zeit mit ihnen zu verbringen und durch Beobachtung ihres Verhaltens herauszufinden, wie sie Entscheidungen treffen; so erfährt man, welche Speisen, Kleidungsstücke oder Aktivitäten sie mögen und welche nicht.

Man kann die Betroffenen entscheiden lassen, ob sie an einer Aktivität teilnehmen möchten oder nicht, oder an welchen Aspekten einer Aktivität sie sich beteiligen wollen.

Fähigkeiten

Die meisten Menschen sind in der Lage zu lernen oder bestimmte Fähigkeiten zu verbessern. Es gilt herauszufinden, was sie motiviert und diese Informationen zur Entwicklung ihrer Fähigkeiten zu nutzen. Man muss einfach nur beobachten, wie sie auf bestimmte Dinge reagieren und wie sie sich verhalten, wenn sie etwas mögen. Wird auf ihre Kommunikationsversuche reagiert, können sie lernen, dass auf eine bestimmte Handlung oder ein bestimmtes Verhalten eine bestimmte Reaktion erfolgt.

Im Zusammenhang mit sensorisch fokussierten Aktivitäten lassen sich viele Fähigkeiten vermitteln, z. B.:

- Kommunikative Fähigkeiten: Vorausgesetzt die Betroffenen haben die Gelegenheit, nicht nur mit den Unterstützern, sondern auch mit anderen Betroffenen zu interagieren.
- Fähigkeiten im Umgang mit Objekten: Die Betroffenen sehen, wie die Objekte von anderen gehandhabt werden.
- Kognitive Fähigkeiten: Sie lernen das Prinzip «Ursache-Wirkung» sowie Farben und Zahlen kennen und trainieren ihr Gedächtnis.

Kontakt zur Gemeinde

Menschen mit massiven und multiplen Behinderungen leben und arbeiten gewöhnlich isoliert von anderen. Mit etwas Kreativität lassen sich sensorisch fokussierte Aktivitäten, an denen die Betroffenen Spaß haben, in die nähere Umgebung verlagern. Man kann beispielsweise einen Kräutergarten, den Bereich zum Probehören in einem Musikgeschäft oder die Parfümabteilung in einem Kaufhaus besuchen und in Haushaltswaren- und Kurzwarenläden verschiedene Materialien anfühlen. Es wäre sinnvoll, alle Aktivitäten aufzuschreiben, die in der Umgebung möglich sind und sie nach den einzelnen Sinnen zu ordnen. So wird sichergestellt, dass die sensorischen Präferenzen der Betroffenen Berücksichtigung finden und Orte nicht bloß danach ausgewählt werden, ob sie stimulierend auf die Sinne wirken.

Beziehungen

Menschen mit massiven multiplen Behinderungen haben kaum soziale Kontakte. Ihr Unterstützungsnetzwerk besteht hauptsächlich aus Unterstützern, die für ihre Arbeit bezahlt werden. Oft haben sie nicht einmal die Möglichkeit, mit anderen behinderten Menschen zu interagieren. Dies liegt zum einen daran, dass sie kaum Gelegenheit haben, andere Menschen kennenzulernen. Daher ist es naheliegend, in der unmittelbaren Umgebung Kontakte zu knüpfen.

Ein weiterer Grund ist der, dass andere oft nicht wissen, wie sie mit Menschen kommunizieren sollen, die schwere Kommunikationsdefizite haben. Daher ist es wichtig zu dokumentieren, wie die Betroffenen kommunizieren, um anderen entsprechende Hinweise zu geben. Wenn potenzielle Kommunikationspartner wissen, welche Objekte und Aktivitäten der Betroffene mag, trauen sie sich eher, mit ihm zu interagieren und ihm Stoff für die Kommunikation zu liefern.

Werden die sensorischen Präferenzen, die sensorischen Schwellen und die Kommunikationsdefizite der Betroffenen berücksichtigt, können ihnen auf der Basis von O'Briens fünf Dienstleistungszielen angemessene Aktivitäten und Umgebungen angeboten werden. Angenommen ein Betroffener mag Dinge, die intensiv riechen und schmecken, z. B. einen starken Cappuccino (sensorische Präferenz). Durch die Art und Weise, wie Sie mit dem Betroffenen interagieren, drücken Sie Ihren Respekt aus. Wenn Sie wissen, dass der Betroffene sehr gern Kaffee trinkt, können Sie diese Aktivität erweitern (Respekt). Anstatt einen Kaffee im Tageszentrum zu trinken, besuchen Sie mit ihm ein Café in der Nachbarschaft (Kontakt zur Gemeinde). Aber beachten Sie bitte, dass der Betroffene eine niedrige Reizschwelle hat, was Lärm betrifft, und außerdem Gedränge nicht mag. Daher sollten Sie mit ihm das Café zu einer Zeit besuchen, wenn sich dort nicht so viele Menschen aufhalten und es ruhiger ist (sensorische Schwelle). Wenn Sie das Café regelmäßig besuchen, können Beziehungen zu den Menschen aufgebaut werden, die dort arbeiten (Beziehungen). Zu guter Letzt werden die Fähigkeiten des Betroffenen verbessert, denn er lernt, einen Kaffee zu bestellen. Zu diesem Zweck kann er entweder eine Symbolkarte für *intentionale Kommunikation* benutzen oder, wenn er auf *nicht intentionaler Ebene kommuniziert,* kann man ihm beibringen, sich an die Theke zu stellen und auf diese Art zu zeigen, dass er einen Kaffee möchte (Fähigkeiten).

2.2 Die Verknüpfung der Ansätze

Wie es gelingt, alle in diesem Kapitel vorgestellten Ansätze zu nutzen, um geeignete sensorisch fokussierte Aktivitäten anzubieten, die die Partizipation und Kommunikation maximal verbessern, zeigt **Abb. 2-1**. Die fünf Dienstleistungsziele von O'Brien bilden die Grundlagen menschlicher Grundrechte und berücksichtigen Belange, die die Lebensqualität betreffen.

Der Betroffene steht im Mittelpunkt der Abbildung, um seine Bedeutung zu unterstreichen. Die Aktivitäten und Umgebungen werden so präsentiert, dass seine Belange berücksichtigt werden. Ziel ist es, die Auseinandersetzung des Betroffenen mit seinem materiellen und sozialen Umfeld zu fördern. Dies gelingt mit folgenden Maßnahmen:

- Bestimmen Sie die geistige und körperliche Gesundheit des Betroffenen, seine sensorischen Präferenzen und seine sensorischen Schwellen.
- Bieten Sie angemessene Aktivitäten an, die auf
  - sein intellektuelles Niveau und
  - das Niveau und die Art seiner Kommunikation zugeschnitten sind.
- Bieten Sie Aktivitäten und Geräte an, um die Teilnahme an den Aktivitäten zu maximieren.
- Beachten Sie die aktuellen Fähigkeiten des Betroffenen.
- Berücksichtigen Sie die aktuelle Betätigung des Betroffenen und seine Umgebung.

Wenn Sie die Umgebung oder den Kontext des Betroffenen überprüfen, achten Sie auch auf die täglichen Routinen und versuchen Sie, seine sensorischen Präferenzen, seine sensorischen Schwellen und seine Kommunikation dabei zu berücksichtigen. Das tägliche Waschen beispielsweise wird zu einer sensorischen Aktivität, wenn verschiedene Seifen und Shampoos benutzt werden. Durch die Art der Präsentation können die Sinne stärker oder schwächer stimuliert werden, beispielsweise kann man unparfümierte Produkte oder Waschlappen aus verschiedenen Stoffen benutzen. Des Weiteren wird die Aktivität für den Betroffenen verständlicher, wenn man ihm hilft, den Ablauf dessen, was folgt, zu erkennen und zu antizipieren – etwa indem man Objekte als Symbole benutzt (wenn der Betroffene mit dem Waschlappen in Berührung kommt, weiß er, dass jetzt ein Bad oder eine Dusche folgt).

Beziehen Sie auch Aufgaben aus der Umgebung des Betroffenen ein. Wenn es beispielsweise Fische gibt, die gefüttert werden müssen und der Betroffene visuelle Stimulation bevorzugt, kann er die Fütterung übernehmen. Ist er körperlich dazu nicht in der Lage, kann er das Fischfutter anfassen, daran riechen und zusehen, wie es ins Aquarium gestreut wird und die Fische darauf zuschwimmen.

Modell zur Maximierung der Partizipation und Kommunikation

Wahlmöglichkeiten anbieten

Relevante Beziehungen aufbauen

Resepktvolle Behandlung

Geeignete Aktivitäten anbieten:

- Berücksichtigung des intellektuellen Niveaus
- Berücksichtigung des Niveaus der Kommunikation
- Beobachtung der Kommunikation

Sensorische Schwellen

- Entweder mehr oder weniger sensorische Angebote

Fördern Sie die Auseinandersetzung mit der Umgebung

- materielle Umgebung – bieten Sie geeignete Aktivitäten und eine geeignete Umgebung an
- soziale Umgebung – intensive Interaktion

Achten Sie auf sensorische Präferenzen

- selbstbezogene Verhaltensweisen
- Beobachtung während der Aktivitäten
- Auflistung der Vorlieben/Abneigungen – Bestimmung der sensorischen Musters

Kontakt zur Gemeinde aufbauen

Achten Sie auf die aktuelle Betätigung des Betroffenen/ auf seine Umgebung:

- seine täglichen Routinen
- regelmäßig anfallende Aufgaben in seiner Umgebung, z. B. zu Hause, bei der Arbeit, in der Schule, im Tageszentrum
- Achten Sie auf den Kontext

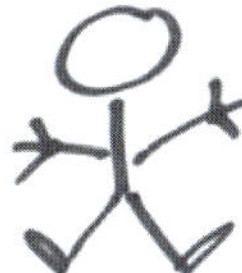

Geistige und körperliche Gesundheit:

- Berücksichtigen Sie diese, denn auch sie wirken sich auf die Beschäftigung mit der äußeren Umgebung aus

Achten Sie darauf, wie der Betroffene an einer Aktivität teilnimmt:

- Wählen Sie eine angemessene Aktivität aus
- Wählen Sie angemessene Geräte aus
- Wählen Sie eine passende Umgebung aus

Beobachten Sie die Fähigkeiten:

- Bieten Sie dem Betroffenen die Möglichkeit, seine Fähigkeiten zu nutzen
- Erweitern Sie seine Fähigkeiten
- Achten Sie auf adäquate Ausstattung, um die Teilnahme zu fördern, z. B. Spezialrollstuhl, umgearbeitete Griffe und Schalter

Abbildung 2-1: Die Verknüpfung der Ansätze macht es möglich, geeignete sensorisch fokussierte Aktivitäten anzubieten

3. Maximierung der Partizipation an sensorisch fokussierten Aktivitäten

Alltägliche Aktivitäten können sensorische Erfahrungen vermitteln, vorausgesetzt sie werden in strukturierter Form präsentiert. Ziel ist es, spezifische Fähigkeiten zu vermitteln und die Partizipation zu fördern. Dieses Kapitel zeigt, wie es gelingt, die Partizipation an sensorisch fokussierten Aktivitäten zu maximieren:

- Bevorzugte Aktivitäten anbieten und bevorzugte sensorische Systeme nutzen.
- Sensorische Schwellen beachten.
- Selbstbezogene Verhaltensweisen reduzieren.
- Wahrnehmung des Umfelds verbessern.
- Möglichkeiten schaffen, Entscheidungen zu treffen und das Umfeld zu kontrollieren.
- Die Kommunikation und damit personenbezogene Verhaltensweisen fördern.
- Prinzip «Ursache-Wirkung» vermitteln.
- Die Beschäftigung mit Objekten fördern.
- Person-objektbezogene Verhaltensweisen vermitteln.
- Auswahl geeigneter Geräte und Aktivitäten.
- Möglichkeiten schaffen, Fähigkeiten einzuüben, Entscheidungen zu treffen und Spaß zu haben.
- Kontakt zur Gemeinde.

3.1 Bevorzugte Aktivitäten und bevorzugte sensorische Systeme

Menschen sind viel stärker motiviert an einer Aktivität teilzunehmen, wenn sie ihnen gefällt. Menschen mit multiplen körperlichen Behinderungen können ihre Vorlieben zwar nicht verbal äußern, aber ihr Verhalten liefert entsprechende Hinweise – sie lächeln oder greifen nach bevorzugten Objekten.

Erkenntnisse über ihre Vorlieben lassen sich aber auch gewinnen, wenn man ihre selbstbezogenen Verhaltensweisen beobachtet, feststellt, welches sensorische System sie stimulieren und den Betroffenen dann Aktivitäten anbietet, die dieses sensorische System ebenfalls stimulieren. Ein Betroffener, der sich vor und zurück wiegt, um seinen Input an Bewegung und Berührung zu steigern, wird auch Spaß am Trampolinspringen haben.

Die sensorischen Präferenzen zeigen, welche Art von Aktivitäten und Umgebungen der Betroffene bevorzugt. Zeigt er beispielsweise eine Vorliebe für taktile Erfahrungen, würde es ihm wahrscheinlich Freude machen, mit seinen Händen Lebensmittelfarben auszuprobieren und im Rahmen einer künstlerischen Aktivität mit den Händen zu malen. Er könnte auch Umgebungen aufsuchen, die taktile Erfahrungen vermitteln, etwa einen Bauernhof, er könnte auf einem Pferd reiten, in Parks oder Gärten unterschiedliche Materialien und Formen anfühlen, sich von einer Kosmetikerin das Gesicht behandeln oder sich massieren lassen.

Sensorische Präferenzen können auch im Rahmen von Aktivitäten berücksichtigt werden. Mag der Betroffene Vibrationen, kann er beim Zubereiten eines Getränks den elektrischen Mixer oder beim Zerkleinern von Nüssen die Küchenmaschine bedienen.

3.2 Reizschwellen

Damit die Betroffenen Aktivitäten genießen und an ihnen partizipieren können, muss ihnen das richtige Maß an sensorischem Input angeboten werden. Dafür ist die Kenntnis der Reizschwelle des Betroffenen äußerst wichtig (d. h. entsprechend seiner Reizschwelle mehr oder weniger Stimuli). Die Reizschwelle bestimmt auch, welche Umgebungen der Betroffene bevorzugt. Menschen mit niedriger Reizschwelle, die schnell überfordert sind, halten sich nicht gerne auf einem Markt auf, wo sie Gefahr laufen, von anderen Leuten angerempelt zu werden, wo sie mit Lärm und vielen verschiedenen Gerüchen konfrontiert und visuell überstimuliert werden.

3.3 Reduzierung der selbststimulierenden/selbstbezogenen Verhaltensweisen

Manche Menschen mit multiplen körperlichen Behinderungen zeigen eine Reihe von selbststimulierenden oder selbstbezogenen Verhaltensweisen, z. B. Fingerschnipsen, Fingerlutschen oder sich vor- und zurückwiegen. Der Grund ist der, dass mangelnde Stimulation durch die Umgebung oder ihr Unvermögen, die Umgebung zu erreichen, sie zu selbststimulierendem Verhalten veranlasst. Dieses Verhalten ist nicht produktiv und hindert sie daran zu lernen oder mit ihrer Umgebung zu interagieren.

Selbstbezogene Verhaltensweisen sind äußerst anregend und jederzeit möglich. Den Betroffenen sollte vermittelt werden, dass es gleichwertige Formen der Stimulation in der Umgebung gibt, die die selbstbezogenen Verhaltensweisen ersetzen können. Auch wenn einige dieser Verhaltensweisen ursprünglich durch Selbststimulation entstanden sind, können sie zur Gewohnheit werden.

Menschen, deren selbstbezogene Verhaltensweisen Ausdruck von Angst und Überforderung sind, interagieren nicht mit ihrer Umgebung und können somit nicht von ihr lernen. In diesen Fällen gilt es, die Umgebung dahingehend zu verändern, dass ihr sensorisches Überangebot reduziert wird und die betroffenen Menschen die Chance haben, an bevorzugten Aktivitäten teilzunehmen.

3.4 Wahrnehmung des Umfeldes

Viele Menschen mit massiven multiplen Behinderungen sind entweder passiv oder beschäftigen sich mit selbststimulierenden Verhaltensweisen. Erhalten sie die Möglichkeit, ihre Umgebung zu erkunden, können sie die Dinge in der Außenwelt besser wahrnehmen und ein Objekt oder eine Aktivität entdecken, die sie interessiert.

Eine der schwierigsten Aufgaben der Unterstützer besteht darin, den Betroffenen zu helfen, etwas zu finden, was sie motiviert. Betroffene, die jahrelang unterstimuliert waren oder deren Kommunikationsversuche nicht beachtet wurden, befinden sich nicht selten in einem Zustand, der als erlernte Hilflosigkeit bezeichnet wird. Anders ausgedrückt, ihnen fehlt die Motivation, sich mit Menschen oder ihrem Umfeld auseinanderzusetzen.

Sheila Glenn (1987) hat im Rahmen ihrer Arbeit mit Kindern, die schwere multiple Behinderungen hatten, festgestellt, dass vollautomatisierte Geräte «unter ihrer Kontrolle» sehr motivierend waren – weshalb es in diesem Buch viele Aktivitäten gibt, die es den Teilnehmern ermöglichen, mit einem Schalter ein Gerät zu aktivieren und an der Aktivität teilzunehmen (z. B. eine Küchenmaschine, um die Zutaten für den Kuchen zu mischen) oder etwas in ihrer Umgebung zu verändern (z. B. durch Einschalten eines Ventilators oder einer Lampe).

3.5 Wahlmöglichkeiten und Kontrolle über das Umfeld

Betroffene brauchen die Möglichkeit, Dinge zu erkunden und eine Vielzahl sensorischer Erfahrungen, um Vorlieben und Abneigungen zu entwickeln. So werden sie in die Lage versetzt, informierte Entscheidungen zu treffen. Die Bereitstellung von Wahlmöglichkeiten hilft den Betroffenen, ihre Passivität zu überwinden und Dinge, die sie und ihre Umgebung betreffen, aktiv zu kontrollieren.

3.6 Förderung der Kommunikation

Kommunikation ist ein interaktiver Prozess, an dem zwei oder mehr Personen beteiligt sind. Menschen mit massiven multiplen Lernbehinderungen müssen in der Lage sein, mit anderen Menschen zu interagieren, damit Kommunikation stattfinden kann. Die Interaktion zwischen Menschen wird als «personbezogenes Verhalten» bezeichnet. Man nimmt Blickkontakt zu anderen auf, schaut sie an, geht auf sie zu, schüttelt ihnen die Hand oder spricht sie an. Ziel ist die Schaffung einer kommunikationsfördernden Umgebung, in der Menschen sind, mit denen der Betroffene kommunizieren kann und die seine Art der Kommunikation verstehen. Die Umgebung sollte den Betroffenen animieren, mithilfe seiner Kommunikation etwas zu erreichen oder sie kann als Kulisse für die intensive Interaktion dienen, die auf das Wohlbefinden der Kommunikationspartner abzielt.

Glenn (1987) verweist auf die Bedeutung üblicher gesellschaftlicher Umfangsformen, die den Betroffenen Gelegenheit bieten zu üben, durch Interaktion mit anderen ihre Umgebung zu verändern. Betroffenen die Möglichkeit und Zeit zu geben, einander zu Beginn der Aktivität zu begrüßen, ist genauso wichtig wie die Aktivität selbst. Wird dieses Verhalten in einen strukturierten Rahmen integriert, können sie es lernen.

Kinder lernen schon früh, dass sie durch ihr Verhalten Einfluss auf ihr soziales Umfeld nehmen können (z. B. «Wenn ich plappere, kommt Mama und spricht mit mir»). Auch den Betroffenen muss vermittelt werden, dass sie durch ihre Interaktion mit anderen ihr soziales Umfeld beeinflussen können. Doch damit sie dies lernen, müssen die Unterstützer konsequent auf ihre Kommunikationsversuche eingehen und angemessene soziale Interaktionen verstärken. Die Betroffenen sollen lernen, dass angemessene Interaktionen mit anderen zur Folge haben, dass diese länger bleiben und auf sie eingehen.

Es müssen jedoch nicht nur Gelegenheiten für Kommunikation angeboten werden, sondern man muss auch verstehen, was der Betroffene zu sagen versucht; erst dann ist eine sinnvolle Kommunikation möglich. Um zu verstehen, was der Betroffene meint, ist es wichtig zu notieren, wie er sich verhält, wenn er etwas mag/nicht mag oder mehr haben möchte usw. und konsequent darauf zu reagieren. Es gilt also, seine Reaktionen auf Stimuli festzuhalten, dabei auf kleinste Verhaltensänderungen zu achten und diesen Reaktionen später eine Bedeutung zuzuordnen (z. B. Vorliebe/Abneigung). Nach einer gewissen Zeit entsteht so ein Profil des Betroffenen, das zeigt, welches seine Vorlieben und Abneigungen sind und wie er sie zum Ausdruck bringt.

Damit Kommunikation stattfinden kann, brauchen die Betroffenen auch etwas, das sie interessiert und zur Kommunikation animiert. Wenn der Betroffene an einem Objekt oder einer Aktivität sehr interessiert ist, zeigen Sie ihm, wie er deutlich machen kann, dass er mehr davon möchte (z. B. mithilfe eines Objektsymbols oder indem er seinen Blick auf das Massageöl richtet, um zu zeigen, dass er massiert werden möchte).

3.7 Ursache und Wirkung im Zusammenhang mit Objekten

In dem Maße wie die Betroffenen ihre kommunikativen Fähigkeiten entwickeln, lernen sie auch, das Prinzip «Ursache-Wirkung» auf ihre soziale Umgebung zu übertragen (z. B. «Wenn ich lächle und mich zu äußern versuche, kommt jemand und spricht mit mir»). Damit die Betroffenen mehr Kontrolle erlangen, sollte ihnen das Prinzip «Ursache-Wirkung» in ihrer materiellen Umgebung vermittelt werden.

Dies sollte geschehen, sobald sie Interesse an einem Objekt oder einer Aktivität zeigen und ihre Präferenzen zum Ausdruck bringen können. Zu diesem Zweck muss die Umgebung entsprechend vorbereitet werden – beispielsweise durch Anbringung eines externen Schalters an einem bevorzugten Gerät, damit die Betroffenen die Erfahrung machen können, «Wenn ich den Schalter betätige, geht das Licht an».

3.8 Beschäftigung mit Objekten

Einige Betroffene beschäftigen sich bereits mit Objekten, aber immer auf die gleiche Art (z. B. wirbeln sie ein Stück Schnur herum oder schlagen Objekte gegen ihren Kopf). Sie benutzen diese Objekte weder funktional noch versuchen sie, etwas über deren sensorische Eigenschaften zu lernen. Dieser stereotype, unproduktive Umgang mit den Objekten ist Teil ihres selbstbezogenen Verhaltens. Betroffene, die mit ihren selbstbezogenen Verhaltensweisen beschäftigt sind, können nicht an anderen Aktivitäten teilnehmen. Das Ziel muss daher sein, die funktionale Beschäftigung mit anderen Objekten zu fördern, damit die Betroffenen mehr über ihre Umgebung lernen. Objektbezogenes Verhalten äußert sich so: Der Betroffene schaut das Objekt an, verfolgt seine Bewegungen, hält es fest, betastet es und beschäftigt sich mit ihm. So lernt er die Eigenschaften von Objekten kennen.

Das nächste Ziel muss sein, dem Betroffenen den funktionalen Umgang mit dem Objekt zu vermitteln, zunächst mithilfe koaktiver Unterstützung. Koaktive oder körperliche Unterstützung ist eine Methode, die den Betroffenen befähigt, Bewegungen auszuführen, zu denen er alleine nicht fähig ist (z. B. hält der Unterstützer die Hand des Betroffenen und hilft ihm, den Knopf zu drücken oder den Löffel zu halten). Der Betroffene kann so an der Aktivität teilnehmen und gleichzeitig die Bewegung erfahren. Beraten Sie sich mit einer Ergotherapeutin über koaktive Unterstützung, denn es ist wichtig, ein Objekt korrekt in der Handfläche zu platzieren, die Gliedmaße zu unterstützen und darauf zu achten, dass die Arbeitsfläche die richtige Höhe hat.

3.9 Vermittlung von person-objektbezogenem Verhalten

Sobald die Betroffenen mit anderen Menschen interagieren und Objekte benutzen, sollten sie lernen, mit einer Person und einem Objekt gleichzeitig zu interagieren. Dies wird als person-objektbezogenes Verhalten bezeichnet und ist von entscheidender Bedeutung für die Kommunikation und die Entwicklung funktionaler Fähigkeiten.

Person-objektbezogenes Verhalten bedeutet, dass ein Objekt an eine andere Person weitergereicht wird oder erst das Objekt und dann die Person angeschaut werden. Auf diese Art und Weise sollen die Betroffenen der Person deutlich machen, dass sie das Objekt haben oder ihr Interesse an dem Objekt mit ihr teilen möchten. Als Nächstes geht es um die Vermittlung von Reziprozität – ein Objekt wird beispielsweise abwechselnd benutzt oder ein Ball hin und her gereicht. Wechselseitiger Austausch ist eine für die Kommunikation wichtige Fähigkeit.

3.10 Geeignete Materialien und Aktivitäten

Bei der Auswahl der sensorisch fokussierten Aktivitäten gilt es, die Art der Partizipation zu berücksichtigen. Der Plan, Weihnachtskarten zu produzieren, würde nicht viel Sinn machen, wenn die Teilnehmer kleine Sterne aufkleben oder komplizierte Figuren ausschneiden müssten. Sie sollten sich also andere Möglichkeiten der Beteiligung ausdenken – beispielsweise malen mit weihnachtlich eingefärbten und nach Lebensmittelaromen duftenden Joghurtfarben (s. S. 150 f.). Ein anderer Teilnehmer kann vielleicht mit einer Papierschneidemaschine oder einem Papiermesser Vierecke aus farbigem Papier ausschneiden. Die Vierecke können dann auf die Karten geklebt werden, aus denen vorher schon eine Figur, etwa ein Weihnachtsbaum oder ein einfaches Rechteck, ausgeschnitten wurde. Zur Erinnerung: Die

Beteiligung an der Aktivität ist wichtig, nicht nur das fertige Produkt.

3.11 Fähigkeiten einüben, Entscheidungen ermöglichen und Spaß haben

Menschen mit multiplen körperlichen Behinderungen müssen viel üben, um neue Fähigkeiten zu lernen. Darüber hinaus brauchen sie strukturierte, gleichförmige Lernangebote und deshalb ist es wichtig, dass die sensorisch fokussierten Aktivitäten immer die gleiche Struktur haben und viel Raum für Wiederholungen bieten. Des Weiteren sollten die Aktivitäten Entscheidungen ermöglichen, damit die Betroffenen lernen, dass sie Einfluss auf ihr materielles und soziales Umfeld nehmen können.

Trotz ihrer strukturierten Form sind die Aktivitäten so angelegt, dass die Betroffenen Spaß haben und die Sitzungen genießen. Ist das der Fall, ist die Wahrscheinlichkeit größer, dass sie an den Aktivitäten teilnehmen und lernen.

3.12 Kontakt zur Gemeinde

Menschen mit massiven multiplen Behinderungen verbringen ihre Zeit meistens in speziellen Einrichtungen, wie z. B. Tageszentren. Dabei gibt es keinen Grund, weshalb sie die Läden und Einrichtungen in ihrer Gemeinde nicht nutzen sollten. Besuchen Sie mit Betroffenen, die beispielsweise gerne Kaffee trinken, ein Café in der näheren Umgebung.

4. Assessment und Evaluation

In diesem Kapitel geht es um Assessments und die Bedeutung der Evaluation. Anhang 1 (Beschäftigungsverhalten) und Anhang 2 (sensorisches Assessment) enthalten Beispiele für Assessment-Tools. Für ein umfassenderes Assessment sollte zusätzlich die Checkliste aus Kapitel 2 verwendet werden.

4.1 Das Assessment

Der erste Schritt bei der Einschätzung einer sensorisch fokussierten Aktivität ist die Auseinandersetzung mit dem aktuellen sensorischen und kognitiven Status der Betroffenen sowie mit ihrer Reizschwelle.

4.1.1 Ziele des Assessments

Das Assessment hat folgende Ziele:

- Daten über den Ist-Zustand des Teilnehmers zu gewinnen (damit die Unterstützer Veränderungen feststellen können)
- den Unterstützern Hinweise für die Auswahl der Aktivitäten zu geben
- die Unterstützer zu informieren, ob die auszuwählenden Aktivitäten eher mehr oder eher weniger sensorischen Input haben sollten, damit die Teilnehmer, mit denen sie arbeiten, optimal partizipieren können
- die Vorlieben und Abneigungen der Teilnehmer zu identifizieren
- festzustellen, welche Fähigkeiten die Teilnehmer haben bzw. nicht haben und noch lernen müssen
- festzustellen, ob die Teilnehmer spezielle sensorische Defizite haben
- das intellektuelle Niveau der Teilnehmer zu ermitteln.

Nachfolgend werden die einzelnen Punkte näher betrachtet.

4.1.1.1 Assessment des Ist-Zustands

Im Rahmen dieses Assessments wird der Ist-Zustand des Betroffenen ermittelt. Zu diesem Zweck wird sein Verhalten über einen gewissen Zeitraum beobachtet und eingeschätzt, ohne dass eine Intervention oder ein Training erfolgt.

Die Betroffenen zeigen oft selbstbezogene Verhaltensweisen, die durch person- und objektbezogene Verhaltensweisen ersetzt werden sollen. Im Rahmen der Ermittlung des Ist-Zustands stellen die Unterstützer fest, welche selbstbezogenen Verhaltensweisen der Betroffene zeigt und ob er sich mit Menschen und Objekten beschäftigt oder nicht. Wurden die sensorisch fokussierten Aktivitäten gut ausgewählt, ergibt die Evaluation, dass der Betroffene sich positiv verändert hat, d. h. weniger selbstbezogene und mehr person- und objektbezogene Verhaltensweisen zeigt.

4.1.1.2 Hinweise für die Auswahl der Aktivitäten

Die selbstbezogenen Verhaltensweisen des Betroffenen liefern den Unterstützern Hinweise auf die Art der Stimulation, die er braucht (bei der Gewinnung der Daten hilft der Fragebogen zum Beschäftigungsverhalten in Anhang 1). Wenn die Daten über die selbstbezogenen Verhaltensweisen vorliegen, schreiben Sie in die Fragebogenspalte «sensorisches System», welche sensorischen Systeme die selbstbezogenen Verhaltenweisen stimulieren. Bei genauer

Beobachtung können Aktivitäten angeboten werden, die die gleichen sensorischen Systeme stimulieren, die der Betroffene zur Selbststimulation benutzt. Wiegt er sich beispielsweise vor und zurück, braucht er vestibuläre, auf das Bewegungssensorium ausgerichtete, Stimulation. Trampolinspringen wäre in dem Fall ein geeigneter Ersatz.

Videoaufzeichnungen sind ideal, um Verhaltensweisen zu dokumentieren. Die Aufzeichnung kann später in Ruhe analysiert werden, um auch kleine Verhaltensänderungen feststellen zu können. Die Überschriften der Formblätter in Anhang 3 zeigen, worum es bei der Analyse von Videoaufzeichnungen geht. Das erste Formblatt liefert Informationen über die selbstbezogenen Verhaltensweisen und die durch sie stimulierten Sinne; der zweite Teil des Formblatts enthält nur die Überschriften. Das Analyse-Formblatt ist detaillierter. Es zeigt, um welche selbstbezogenen Verhaltensweisen es sich handelt, was die selbstbezogenen Verhaltensweisen unterbindet und welche Systeme stimuliert werden. Es gibt auch eine Spalte für Aktivitäten, die das von dem Betroffenen bevorzugte sensorische System stimulieren. Das Assessment dient somit zur Auswahl geeigneter Aktivitäten.

Auch das sensorische Assessment (s. Anhang 2) liefert Daten über die Präferenzen des Betroffenen. Es ordnet die Stimuli nach den einzelnen Sinnen, sodass das bevorzugte sensorische System der Betroffenen leicht ermittelt werden kann, was wiederum Hinweise auf die Art von Aktivitäten gibt, die sie brauchen. Bevorzugt ein Betroffener das auditive System und begeistert sich zum Beispiel für Klingeln, stärken Sie dieses Potenzial, indem Sie ihm andere Objekte anbieten, die Geräusche produzieren. Ideal für sensorische Objekte dieser Art sind «Materialdepots» (s. S. 53 f.).

Die Präferenzen der Betroffenen sind zwar eine gute Ausgangsbasis für die Auswahl der Aktivitäten, aber multisensorische Stimulation ist genauso wichtig, weil ein Sinn die Entwicklung eines anderen fördern kann und die meisten alltäglichen Aktivitäten ohnehin multisensorisch sind.

4.1.1.3 Feststellen, ob Aktivitäten mehr oder weniger sensorische Angebote enthalten müssen, damit Betroffene optimal partizipieren können

Jeder Betroffene hat sein sensorisches Profil (das zeigt, ob er schnell überstimuliert ist oder mehr Stimulation braucht, um die Dinge in seinem Umfeld wahrzunehmen). Das sensorische Profil gibt Aufschluss über das Ausmaß an Stimulation, das er tolerieren kann (z. B. viel Lärm). Die Beobachtung in verschiedenen Umgebungen offenbart seine Präferenzen. Einige Betroffene fühlen sich durch große laute Gruppen (etwa eine Musikgruppe) überstimuliert, was sie veranlasst, sich zurückzuziehen oder ihre selbstbezogenen Verhaltensweisen zu intensivieren. Durch genaue Beobachtung lässt sich herausfinden, welche sensorischen Aktivitäten für einen Betroffenen am besten geeignet sind.

4.1.1.4 Vorlieben und Abneigungen ermitteln

Die Betroffenen sollten in einem natürlichen Umfeld beobachtet werden, in dem Stimuli nicht gezielt angeboten werden, sowie im Rahmen von Gruppenaktivitäten und im multisensorischen Raum. So erfahren die Unterstützer, was die selbstbezogenen Verhaltensweisen intensiviert oder reduziert. Der Vergleich von Vorlieben/Abneigungen mit den durch sie stimulierten sensorischen Systemen ergibt oft ein Muster der von dem Betroffenen bevorzugt genutzten sensorischen Systeme. Die Vorlieben des Betroffenen könnten beispielsweise in den Bereichen Berührung oder visuelle Stimulation liegen (Ein Beispiel für ein entsprechendes Formblatt ist in Anhang 6 enthalten).

4.1.1.5 Feststellen, welche Fähigkeiten der Betroffene hat bzw. nicht hat und noch lernen muss

Das Assessment ermittelt nicht nur die selbstbezogenen, sondern auch die personbezogenen (Interaktion mit einer Person) und die objektbezogenen Verhaltensweisen. Die gewonnenen Informationen zeigen die Präferenzen und Fähigkeiten des Betroffenen, aber auch die Bereiche, die noch entwickelt werden müssen. Interessiert er sich beispielsweise nur für Menschen, sollten Sie sein Interesse nutzen, um ihn für Objekte zu interessieren.

4.1.1.6 Spezifische sensorische Defizite aufdecken

Das sensorische Assessment ist wichtig, um sensorische Defizite, etwa visuelle Beeinträchtigungen, festzustellen. Visuelle Defizite lassen sich durch Beobachtung des Betroffenen identifizieren. Es kann sein, dass er kleine Dinge nicht sieht, nur große helle Objekte wahrnimmt oder Probleme hat, Objekte aufzuheben und nur nach ihnen tastet, danebengreift oder zu kurz greift. Gibt es Zweifel, was das Sehvermögen oder Gehör des Betroffenen anbelangt oder liegt das letzte Assessment schon einige Zeit zurück, sollte er einem Spezialisten vorgestellt werden.

4.1.1.7 Das intellektuelle Niveau ermitteln

Kognitive Assessments sind wichtig, damit jeder das intellektuelle Niveau des Betroffenen kennt und ihm angemessene, für ihn geeignete Aktivitäten anbieten kann. Steht der Betroffene beispielsweise auf der Stufe Erkunden (Lernkontinuum), wird er an Aktivitäten scheitern, die Problemlösungskompetenz voraussetzen. Da Aktivitäten dieser Art ungeeignet für ihn sind, würde er sich vermutlich langweilen und seine selbstbezogenen Verhaltensweisen intensivieren (Mehr Informationen zu diesem Thema finden Sie in Kap. 2).

Ebenso wichtig ist die Einschätzung des Kommunikationsniveaus, damit Interaktionen Erfolg haben. Dies bedeutet, Informationen müssen auf eine Art vermittelt werden, die Betroffene verstehen können und die den Unterstützern zeigt, wie sie ihre Präferenzen äußern. Betroffene, die auf nicht intentionalem Niveau agieren, werden aus zwei Schritten bestehende Anweisungen nicht verstehen, vielleicht sogar mit Frustration reagieren, wenn sie etwas tun sollen, aber die Anweisungen nicht verstehen oder wenn die Unterstützer auf ihre Kommunikationsversuche nicht reagieren.

4.1.2 Die Durchführung des Assessments

Checklisten und aus Videoaufzeichnungen gewonnene Informationen können Unterstützern und Therapeuten das Assessment erleichtern, besonders dann, wenn sie im Team arbeiten. Die Bezugspersonen des Betroffenen sammeln die Informationen und die Therapeuten werten sie aus. Auf diese Art und Weise zeigt sich, welche Aktivitäten für die Bedürfnisse des Betroffenen optimal geeignet sind.

Das Formblatt «Zusammenfassung des sensorischen Assessments» (Anhang 8) ist in zwei Bereiche gegliedert, die sich auf verschiedene sensorische Systeme beziehen. Beispiele für Objekte, die für die einzelnen Systeme geeignet sind, sind vorhanden. Da einige Objekte mehr als einen Sinn stimulieren, gibt es Überlappungen.

Das Formblatt sensorisches Assessment wird von Unterstützern benutzt, um die Reaktionen der Betroffenen auf einzelne Stimuli festzuhalten. Die Stimuli sollten möglichst im Kontext einer Aktivität präsentiert werden, die den Teilnehmern als sinnvoll erscheint. Beispielsweise können die Reaktionen der Teilnehmer auf taktile Stimuli im Kontext einer handwerklichen Aktivität eingeschätzt werden und ihre Reaktionen auf auditive Stimuli im Rahmen der Performance einer Musikgruppe. Das Assessment läuft über mehrere Wochen, da es am sinnvollsten ist, die Betroffenen im Kontext ihrer alltäglichen Aktivitäten einzuschätzen.

Im nächsten Abschnitt wird anhand eines Beispiels gezeigt, wie man mit diesen Formblättern arbeiten kann. Das Beispiel bezieht sich auf die Arbeit der Autorin in einer «skills enhancement unit» (Arbeitsgruppe zur Verbesserung von Fähigkeiten).

Die Arbeitsgruppe wurde gebildet, nachdem die Mitarbeiter in Tagespflegeeinrichtungen für Erwachsene mit Behinderungen auf entsprechende Defizite hingewiesen hatten. Die Mitarbeiter sollten Menschen mit massiven multiplen Behinderungen sensorische Aktivitäten anbieten, obwohl sie nicht dafür ausgebildet waren.

Das folgende Beispiel zeigt, wie sensorisch fokussierte Aktivitäten präsentiert werden können. Es enthält auch ein Trainingsprogramm für Unterstützer und vermittelt, wie Menschen mit multiplen körperlichen Behinderungen innerhalb einer vorgegebenen Zeit durch die Teilnahme an einer intensiven Gruppenaktivität spezifische Fähigkeiten entwickeln können. Durch das Trainingsprogramm lernten die Unterstützer Aktivitäten anzubieten, die Menschen mit multiplen körperlichen Behinderungen helfen, weitere Fähigkeiten zu entwickeln.

4.2 Exemplarisches Assessment: The skills enhancement unit

4.2.1 Ziele

Das Programm verfolgt zwei Ziele, die nachstehend beschrieben werden.

4.2.1.1 Assessment und Training für Menschen mit multiplen körperlichen Behinderungen

Die einzelnen Schritte:

- Aufzeichnung der selbstbezogenen Verhaltensweisen, anschließend wird versucht, sie zu reduzieren.
- Das kognitive Niveau des Betroffenen einschätzen und feststellen, welche sensorischen Systeme er bevorzugt nutzt.
- Auswahl einer Aktivität oder eines Geräts, das den Betroffenen zum Mitmachen animiert.
- Förderung der Kommunikation.
- Zeigt der Betroffene Interesse an einer Aktivität/einem Objekt, wird seine Fähigkeit gefördert, Entscheidungen zu treffen und zu signalisieren, dass er «mehr» möchte.
- Der Betroffene wird mit dem Prinzip «Ursache-Wirkung» vertraut gemacht und lernt, einen Schalter zu betätigen, um Geräte anzuschalten.
- Förderung der Auseinandersetzung mit Personen und Objekten.

4.2.1.2 Trainingsprogramm für Unterstützer

Die Inhalte:

- Die Unterstützer werden mit den theoretischen Grundlagen der sensorisch fokussierten Aktivitäten vertraut gemacht und lernen, die Teilnahme zu maximieren.
- Sie üben, sensorisch fokussierte Aktivitäten entsprechend den in Kap. 5 dargestellten Prinzipien durchzuführen.
- Sie lernen, genau zu beobachten, die beobachteten Reaktionen auf die im Kontext der sensorischen Aktivität präsentierten Stimuli zu notieren und zu deuten, z. B. Vorliebe/Abneigung.
- Sie lernen, Aktivitäten zu entwickeln, um sicherzustellen, dass sie eine Aktivität mit sensorischen Komponenten anbieten, die die Teilnahme der Gruppenmitglieder maximiert.

4.2.2 Format des Programms für sensorische Aktivitäten

Das Programm beinhaltet Gruppenarbeit und Einzelsitzungen im multisensorischen Raum. Die Gruppen werden von einem Sprachtherapeuten und einem Ergotherapeuten geleitet und finden ein Mal wöchentlich über einen Zeitraum von zwölf Wochen statt. Das Programm ist in erster Linie für Menschen mit nicht intentionaler Kommunikation gedacht, steht aber auch Teilnehmern mit beginnender intentionaler (informell intentionaler) Kommunikation offen. Teilnehmer aus Tagespflegeeinrichtungen werden von Unterstützern begleitet.

In den ersten zwei Wochen werden die Teilnehmer einzeln im multisensorischen Raum eingeschätzt, danach ausschließlich in der Gruppe.

Das Programm erstreckt sich über den ganzen Tag. Aus alltäglichen Aktivitäten, z. B. Zubereitung von morgendlichen Getränken und Mittagessen, werden sensorische Erfahrungen, und die Teilnehmer haben die Möglichkeit, Entscheidungen zu treffen. Sie können beispielsweise zwischen verschiedenen Sorten Kräutertee, Kaffee und Säften wählen und die geschmacklichen Unterschiede kennenlernen.

An jedem Tag wird auch eine strukturierte sensorische Aktivität angeboten, z. B. einen Dip oder verschiedene Getränke zubereiten, Gesichtsmasken oder Seife herstellen (s. Aktivitäten in Kap. 8). Nach dem Mittagessen können die Teilnehmer wählen zwischen Aromatherapie/Massage, Fußbad oder Aufenthalt im multisensorischen Raum, in dem sie sowohl entspannen als auch aktiv sein können. Am Anfang und Ende des Tages sitzen die Teilnehmer im Kreis, um die Unterstützer und die anderen Gruppenteilnehmer zu begrüßen bzw. sich von ihnen zu verabschieden. So werden zum einen Anfang und Ende der Gruppenarbeit markiert und zum anderen bekommen die Teilnehmer Gelegenheit, soziale Umgangsformen einzuüben.

Am Ende des Programms füllt das Team für jeden Teilnehmer das Formblatt «Zusammenfassung des sensorischen Assessments» aus (s. Anhang 8). Es ist die Basis des individuellen Profils, gibt Auskunft über Vorlieben und Abneigung und wie sie geäußert werden. Werden die Teilnehmer mit neuen Erfahrungen konfrontiert, sollten ihre Reaktionen in ihr Profil aufgenommen werden. Die Tagespflegezentren und die Angehörigen zu Hause erhalten Kopien der Formblätter sowie Vorschläge, wie es gelingt, die häusliche Umgebung und alltägliche Aktivitäten sensorisch erfahrbar zu machen.

4.2.3 Durchführung des Assessments

Der Ablauf des von der Arbeitsgruppe durchgeführten Assessments gestaltet sich folgendermaßen:

1. Die Unterstützer in den Tageszentren und zu Hause füllen vor Beginn des zwölfwöchigen Programms Fragebögen aus, die sich auf das Beschäftigungsverhalten (Anhang 1) und die Interessen (Anhang 4) beziehen.
2. Ein Ergotherapeut führt zu Hause und in den Tageszentren ein Assessment des sensorischen Profils durch.
3. Die Therapeuten führen zu Beginn des zwölfwöchigen Programms im multisensorischen Raum ein Assessment bei jedem Teilnehmer durch.
4. In den ersten zehn Wochen werden sensorische Aktivitäten durchgeführt und die Reaktionen der Teilnehmer auf die Stimuli aufgezeichnet.
5. In den letzten zwei Wochen des Programms entwickeln die Unterstützer eine sensorische Aktivität und führen sie unter Aufsicht der Therapeuten durch. Anschließend erfahren sie, wie effizient die Aktivität war und ob die Art ihrer Durchführung geeignet war, die Partizipation der Teilnehmer zu verbessern.
6. Zu Beginn des Programms werden Videoaufzeichnungen von den Teilnehmern gemacht. In ihrer normalen Situation (in der gewohnten Umgebung), während der Begrüßung, während einer sensorischen Aktivität, während der Mahlzeiten und während der letzten Gruppensitzung.
7. Zur Analyse der Videos und der für die einzelnen Gruppen ausgefüllten Formblätter sind folgende Fragen relevant:
   - Welches sensorische System wird durch das selbstbezogene Verhalten stimuliert?
   - Welches sensorische System wird vom Teilnehmer bevorzugt benutzt?
   - Wann wird das selbstbezogene Verhalten eingestellt/reduziert?
   - Welche Reizschwelle hat der Teilnehmer?

- Wie sieht das person- und objektbezogene Verhalten des Teilnehmers aus?
- Wie ist das intellektuelle und kommunikative Niveau des Teilnehmers?
- Welche Vorlieben und Abneigungen hat der Teilnehmer?
- Wie kommuniziert der Teilnehmer seine Vorlieben und Abneigungen?

Die Formblätter in Anhang 5, 6 und 7 helfen bei der Analyse der Videoaufzeichnungen und des Verhaltens in der Gruppe.

Am Ende des Assessments wird das Formblatt «Zusammenfassung des sensorischen Assessments» ausgefüllt. Es gibt Aufschluss über das intellektuelle Niveau des Teilnehmers und zeigt, ob er sich vorrangig mit sich selbst oder mit Personen und Objekten beschäftigt. Das Formblatt kann somit benutzt werden, um Ziele festzulegen und um Veränderungen festzustellen, beispielsweise ob der Teilnehmer seine selbstbezogenen Verhaltensweisen eingestellt hat und stattdessen mit Menschen interagiert, obwohl er sich vorher nicht für Menschen interessiert hat.

Des Weiteren zeigt das Formblatt, welche Fähigkeiten der Teilnehmer hat und welche noch entwickelt werden müssen; zudem gibt es Empfehlungen, was Aktivitäten und die vom Teilnehmer bevorzugte Gruppe betrifft. Kopien dieses Formblatts, eine Liste mit den Vorlieben und Abneigungen des Teilnehmers (s. Anhang 6) und das Formblatt über seine spezifische Kommunikation (s. Anhang 7) werden an die Tagespflegeeinrichtungen und an die Angehörigen zu Hause geschickt.

4.2.4 Die Ergebnisse der Arbeitsgruppe

Viele Unterstützer, die an der Arbeitsgruppe teilgenommen haben, haben in ihren Tagespflegeeinrichtungen sensorisch fokussierte Aktivitäten etabliert, um den Menschen, die sie unterstützen, wirklich helfen und ihnen strukturierte, auf sie zugeschnittene Aktivitäten anbieten zu können. Dank ihrer Teilnahme an der Arbeitsgruppe haben die Unterstützer auch Fortschritte in puncto Beobachtung und Aufzeichnung gemacht und ihr Wissen über die Ziele der sensorisch fokussierten Aktivitäten erweitert. Sie haben im Rahmen des Programms gelernt, dass sie Begleiter und keine «Macher» sind und dass sie behinderten Menschen Zeit lassen müssen, Dinge zu erkunden anstatt sich auf das fertige Produkt zu fixieren. Durch ihre Teilnahme an sensorisch fokussierten Aktivitäten haben die Unterstützer gelernt, welche Fähigkeiten für die Durchführung dieser Aktivitäten wichtig sind (Anhang 13).

Bei den Menschen mit multiplen körperlichen Behinderungen wurden folgende Verbesserungen festgestellt: mehr verbale Äußerungen, mehr Interesse an Objekten und Menschen, mehr Interaktionen, Erwerb neuer Fähigkeiten. In Anhang 13 sind sämtliche Verbesserungen aufgelistet, die auf die Teilnahme an dem Programm zurückzuführen sind.

5. Strukturierung der sensorisch fokussierten Aktivitäten

Einer der wichtigsten Faktoren für die Arbeit mit Menschen, die multiple körperliche Behinderungen haben, ist die Einstellung und Vorgehensweise der Unterstützer. Eine positive Einstellung ist von zentraler Bedeutung. Wichtig ist jedoch auch, dass die Unterstützer langsam vorgehen und den Menschen Zeit lassen zu reagieren. Die Unterstützer selbst müssen allerdings unverzüglich auf Kommunikationsversuche eingehen, damit diese nicht gelöscht werden (Barber, 1994).

Bei der Interaktion mit den Betroffenen sollten Sie auf Verhaltensweisen achten, die signalisieren könnten, dass die Betroffenen mehr von dem wollen, was sie mögen, und darauf reagieren. Anstatt ihnen sofort beim Trinken zu helfen, fragen Sie, ob sie «mehr» möchten. Wahrscheinlich assoziieren die Betroffenen ihr Verhalten (z. B. Heben des Kopfes) nicht gleich mit der Bedeutung «mehr», aber wenn auf dieses Verhalten konsequent die gleiche Reaktion erfolgt, lernen sie diese Routine und ihre Bedeutung. Allerdings brauchen die Betroffenen Zeit, um zu reagieren. Oft wird zu schnell eingegriffen und ihnen das, was sie tun wollten, abgenommen; passiert dies zu oft, geben die Betroffenen ihre Kommunikationsversuche auf, weil sie wissen, dass ihre Wünsche erfüllt werden, wenn sie nur lange genug warten.

Die Unterstützer müssen den Betroffenen gut kennen, um sein Verhalten zu verstehen und entsprechend zu reagieren. Allerdings sollten sie aufpassen, dass sie die Körpersprache des Betroffenen nicht falsch deuten. Ein Stirnrunzeln heißt nicht immer, dass der Betroffene sein Missfallen äußert. Daher sollten Unterstützer andere fragen, wie sie eine bestimmte Körperbewegung oder einen Gesichtsausdruck verstehen.

Bedenken Sie auch, dass die Bewegungen der Betroffenen mit ihrer Behinderung zusammenhängen können. Betroffene mit einer schweren Skoliose (Wirbelsäulenverkrümmung) beispielsweise schauen von einem Objekt weg, das sie eigentlich anschauen wollen. Viele würden dies als Ablehnung interpretieren, aber das ist die einzige Bewegung, die sie ausführen können. Die Therapeuten des Teams (Ergotherapeut, Sprachtherapeut, Physiotherapeut) können die Unterstützer beraten, wenn sie Fragen zu Lagerung, Bewegungen, Sehvermögen, Hörvermögen, Positionierung von Objekten und Auswahl geeigneter Objekte haben. Dann können die Unterstützer die Betroffenen besser verstehen und gezielt mit ihnen arbeiten.

Unterstützer sollten realistische Erwartungen haben, was die Menschen betrifft, mit denen sie arbeiten. Das heißt, sie dürfen nicht zu viel von ihnen erwarten, aber sie sollten ihr Potenzial voll ausschöpfen. Viele Betroffene kommen über die Stufe Erkunden oder Organisieren (Lernkontinuum) nicht hinaus. Trotzdem muss ihnen Gelegenheit gegeben werden, ihr Potenzial in vollem Umfang zu entfalten. In diesem Zusammenhang spielen die Einstellung und genaue Beobachtung eine entscheidende Rolle. Die Unterstützer sollten geduldig sein und nicht sofort große Veränderungen erwarten. Auch Betroffene, die keine erkennbaren Reaktionen zeigen, brauchen sensorische Erfahrungen, denn wenn sie nicht mit vielen unterschiedlichen Stimuli konfrontiert werden, haben sie keine Chance, Entscheidungen zu treffen oder sich ein Bild von ihrer Welt zu machen.

Die Strukturierung der sensorisch fokussierten Aktivitäten ist äußerst wichtig. Damit die Betroffenen wissen, was als Nächstes geschieht, brauchen sie möglichst viele Hinweise. Wichtig ist auch, dass alle an der Aktivität beteiligten Unterstützer *sich konsequent an die gleiche Vorgehensweise halten.*

5.1 Regeln zur Strukturierung der sensorisch fokussierten Aktivitäten

1. Wird die Aktivität in der Gruppe angeboten, sollten zwei Unterstützer sich um maximal fünf oder sechs Teilnehmer kümmern.
2. Wählen Sie das Thema/die Aktivität vor Beginn der Sitzung aus und achten Sie darauf, dass alle für die Aktivität benötigten Dinge vorhanden sind.
3. Achten Sie darauf, dass die Aktivität einfach ist. Wenn sie zu kompliziert ist, steht nicht mehr die Partizipation der Teilnehmer im Vordergrund, sondern die Fertigstellung der Aufgabe.
4. Suchen Sie eine Musik aus und spielen Sie sie immer, wenn die Teilnehmer den für die Aktivität vorgesehenen Raum betreten. Dann assoziieren sie die Musik mit der sensorischen Aktivität und wissen, was als Nächstes geschieht. Denken Sie daran, die Musik auszuschalten, sobald die Aktivität begonnen hat.
5. Sagen Sie den Teilnehmern nicht, dass gleich eine sensorische Aktivität beginnt, sondern benutzen Sie stattdessen ein konkretes Symbol, z. B. ein Objektsymbol. Menschen mit nicht intentionaler Kommunikation verstehen dies besser, da Worte ihnen so gut wie nichts sagen. Nutzen Sie diese Symbole, um den Teilnehmern zu vermitteln, dass gleich eine bestimmte Aktivität beginnt. Benutzen Sie ein entsprechendes Objekt, das die Aktivität repräsentiert, z. B. einen auf einem Brett befestigten Holzlöffel. Die Teilnehmer lernen, das Objekt zu identifizieren und es mit der Aktivität zu assoziieren.
6. Als zusätzliches Signal sollten Sie stets das gleiche Parfüm/Aftershave benutzen, da Gerüche oft mit Menschen oder Ereignissen verknüpft werden.
7. Vermeiden Sie nach Möglichkeit auffällig gemusterte Kleidung, damit die Objekte vor einem neutralen Hintergrund präsentiert werden können.
8. Überprüfen Sie, ob die Teilnehmer sich wohlfühlen, denn man kann sich nicht gut konzentrieren, wenn man Schmerzen hat, schwitzt oder friert etc.
9. Begrüßen Sie vor der Aktivität jeden Teilnehmer und animieren Sie alle, die anderen Gruppenmitglieder zu begrüßen. Dies fördert die soziale Interaktion in der Gruppe.
10. Sprechen Sie den Teilnehmer mit Namen an, um seine Aufmerksamkeit zu erlangen und animieren Sie ihn, eine andere Person anzuschauen oder seine Aufmerksamkeit auf die Aktivität zu richten.
11. Sprechen Sie immer mit den Teilnehmern und sagen Sie ihnen, was als Nächstes geschieht, bevor Sie etwas tun.
12. Teilnehmern, die sich nicht gut auf Aufgaben konzentrieren können, sollten Sie die Aktivität in sehr kleinen Schritten präsentieren. Machen Sie nach jedem Schritt eine kurze Pause und lenken ihre Aufmerksamkeit dann erneut auf die Aufgabe. Gruppenaktivitäten sind für diesen Zweck sehr gut geeignet: Jeder Teilnehmer muss, nachdem er an der Reihe war, warten, bis er wieder an der Reihe ist.
13. Gehen Sie auf alle mit der Aktivität zusammenhängenden Verhaltensweisen ein und zeichnen Sie die beobachteten Reaktionen der Teilnehmer auf die verschiedenen Stimuli auf. Erstellen Sie eine Stimulus/Reaktion-Checkliste über die bei der Aktivität verwendeten Materialien und versuchen Sie, die einzelnen Reaktionen zu interpretieren (z. B. sich abwenden, Arme bewegen und/oder verbale Äußerungen können Abneigung signalisieren). Muster der Protokoll-Formblätter finden Sie in den Anhängen.

14. Damit die Unterstützer sicher sein können, wie die Teilnehmer ihre Vorlieben und Abneigungen zum Ausdruck bringen, müssen die Verhaltensweisen der Teilnehmer in vielen unterschiedlichen Situationen gleich sein und von mehreren Personen bestätigt werden. So wird verhindert, dass nicht eine Person allein entscheidet, wie der Teilnehmer seine Präferenzen äußert.
15. Wiederholung und Konsequenz sind wichtige Voraussetzungen für das Lernen.
    Die Teilnehmer beginnen zu antizipieren, was in einer bestimmten Situation von ihnen erwartet wird. So lernen sie nicht nur, sondern entwickeln eventuell auch die Fähigkeit, Erlerntes auf andere Situationen zu übertragen. Wichtig ist in diesem Zusammenhang, dass die Art der Beteiligung des Teilnehmers an der Aktivität regelmäßig wiederholt wird.
16. Denken Sie bei der Durchführung der Aktivität daran, dass der Prozess genauso wichtig ist wie das fertige Produkt. Lassen Sie den Teilnehmern Zeit, die einzelnen Aspekte der Aktivität zu erkunden und zu erfahren und konfrontieren Sie sie mit einem bestimmten Stimulus erneut, wenn sie nicht ausreichend Zeit hatten, ihn zu erfahren.
17. Interaktivität sollte bei allen Aktivitäten Priorität haben. Helfen Sie den Teilnehmern, von sensorischen Erfahrungen maximal zu profitieren (etwa indem Sie die Form und Beschaffenheit einer Orange koaktiv ertasten, wenn der Teilnehmer sie nicht selbst in die Hand nehmen kann). Sie können das Objekt in seiner Hand hin und her bewegen, ihm helfen, die verschiedenen Eigenschaften zu erkunden und den Umfang abzutasten. Sie können seine Hand auch um das Objekt legen und leichten Druck ausüben. Lenken Sie seine Aufmerksamkeit auf die bei der Aktivität verwendeten unterschiedlichen Objekte/Zutaten und signalisieren Sie ihm, wann die Beschäftigung mit einem Objekt abgeschlossen und die Interaktion beendet ist.
18. Beschließen Sie die Aktivität, indem Sie sich von den Teilnehmern verabschieden und helfen Sie ihnen, sich von den anderen Gruppenteilnehmern zu verabschieden. Das ist für sie das Zeichen, dass die Aktivität beendet ist.
19. Während der sensorischen Aktivitäten sollten Sie auf folgende Dinge achten:
    (a) Was unterbindet die selbstbezogenen Verhaltensweisen?
    (b) Schauen die Teilnehmer Sie, andere Personen oder Objekte an?
    (c) Verfolgen die Teilnehmer sich bewegende Objekte (auch Personen) mit den Augen (nach links, rechts, oben, unten)?
    (d) Greifen die Teilnehmer nach Objekten?
    (e) Wie gehen die Teilnehmer mit den Objekten um (z. B. sie auf den Boden werfen, sie ablecken, um sie zu erkunden, mit ihnen hantieren)?
    (f) Nutzen sie die Objekte gezielt und funktional?
    (g) Welche Eigenschaften haben die Objekte, die den Teilnehmern gefallen?
    (h) Äußern die Teilnehmer sich verbal, wenn man ihnen ein Objekt gibt oder wenn sie mit anderen interagieren?
    (i) Wann verändern sich Gesichtsausdruck und/oder Körperbewegung der Teilnehmer? Wie deuten Sie diese Veränderungen?
    (j) Wie lange können Objekte/Personen die Aufmerksamkeit des Teilnehmers auf sich ziehen?
20. Ein Depot (s. Kapitel 5.1.1) hilft bei der Vorbereitung der sensorisch fokussierten Aktivitäten (s. **Abb. 5-1** und **5-2**).

5.1.1 Depots für sensorische Aktivitäten

Die Depots für sensorische Aktivitäten sind eine Idee von Flo Longhorn (1988). Es handelt sich um eine auf die einzelnen Sinne abgestimmte Sammlung von Materialien und Geräten. In einem auditiven Depot (s. **Abb. 5-2**)

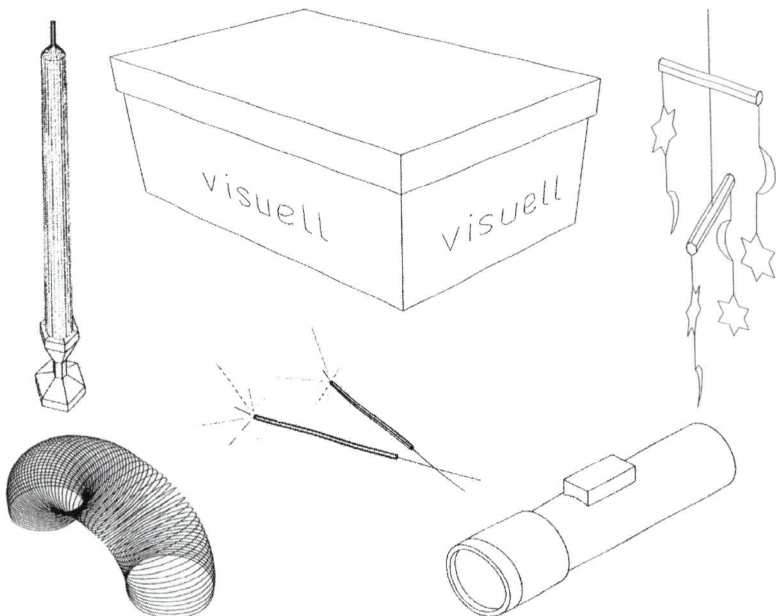

Abbildung 5-1: Depot visueller Objekte.

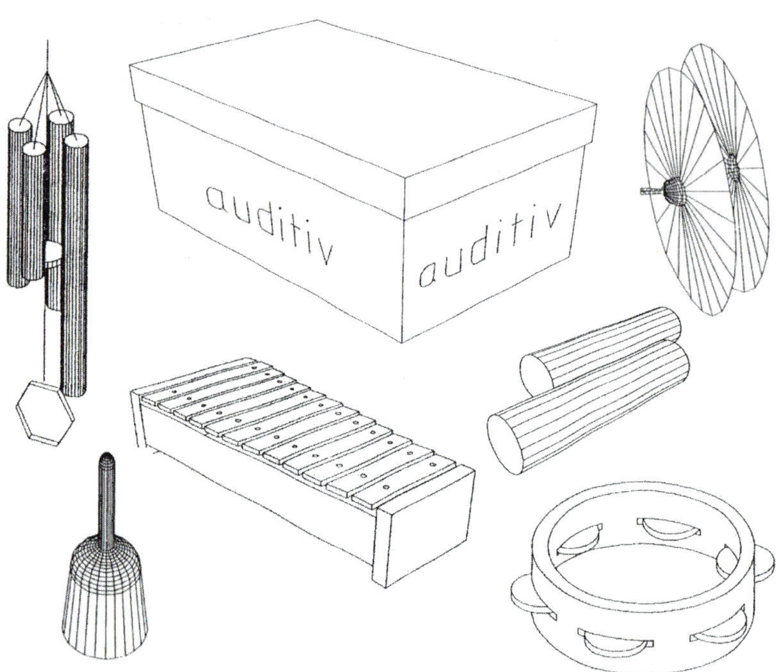

Abbildung 5-2: Depot auditiver Objekte.

befinden sich beispielsweise Objekte, die Geräusche produzieren (z. B. Windspiele; Musikinstrumente; Papier, das beim Zusammenknüllen knistert), in einem visuellen Depot (s. **Abb. 5-1**) Fackeln, Lametta, glitzerndes Silberpapier und in einem taktilen Depot Materialien, die sich unterschiedlich anfühlen (z. B. hart, weich, flauschig, rau, faltig, klebrig).

Sammeln Sie Objekte, die den Gesichtssinn stimulieren, z. B. fluoreszierende, schwarz-weiße und glänzende Objekte. Schreiben Sie eine Inhaltsliste und kleben diese auf die Deckelinnenseite des Kartons.

Sammeln Sie Objekte, die unterschiedliche Geräusche produzieren und kleben Sie die Inhaltsliste auf die Deckelinnenseite des Kartons.

Solche Depots sind ein idealer Aufbewahrungsort für Materialien und erleichtern die Planung gezielter Aktivitäten. Können beispielsweise visuelle Objekte einen Teilnehmer motivieren, wählen Sie aus dem Depot einfach ein Objekt aus, das ihn interessiert. Mithilfe spezieller Vorrichtungen (s. **Abb. 5-3**) können die visuellen Objekte auch am Tisch oder Rollstuhl (s. **Abb. 5-4**) montiert werden und der Teilnehmer kann sie in aller Ruhe erkunden. Die Alternative dazu ist ein Gestell, bestehend aus einer horizontalen Stange und zwei Stützen auf jeder Seite, das über einem Rollstuhl oder über einer Matte auf dem Fußboden aufgebaut wird (s. **Abb. 5-5**). An die Stange werden Objekte gehängt, mit denen der Teilnehmer sich in aller Ruhe beschäftigen kann.

Auf der Oberfläche der Vorrichtungen können unterschiedliche Bretter mit Stiften sicher befestigt werden. Unterstützen Sie den Teilnehmer, die auf der Vorrichtung deponierten Objekte koaktiv zu erkunden oder montieren Sie die Vorrichtung, damit der Teilnehmer die Objekte ohne fremde Hilfe erkunden kann. Die

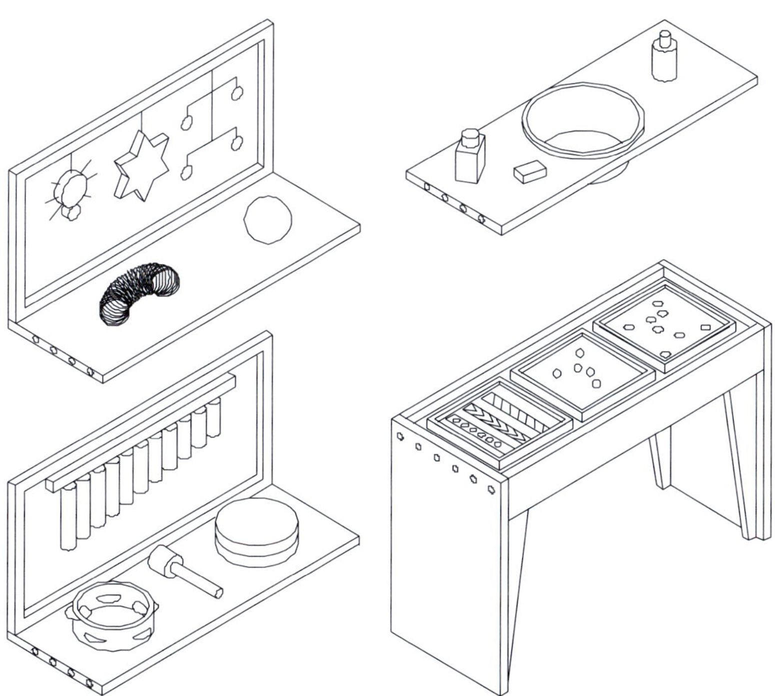

Abbildung 5-3: Spezielle Vorrichtungen für Aktivitäten.

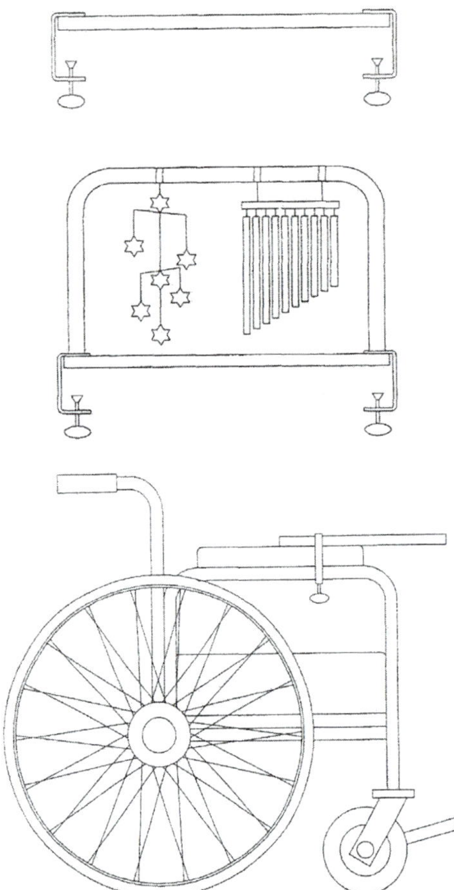

Abbildung 5-4: Montierbare Vorrichtungen für Aktivitäten.

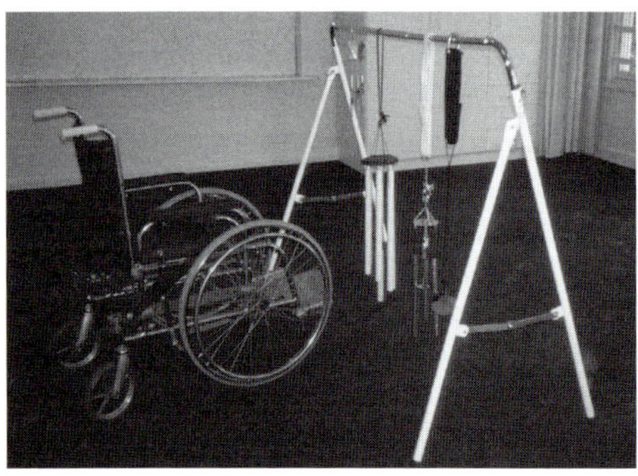

Abbildung 5-5: Gestell für Aktivitäten.

Ideen für Aktivitäten sind zahlreich. Hier einige Beispiele:

- Mobile und glänzende Objekte
- funktionsfähiges Musikinstrument
- große Schale mit Körperpflegeartikeln (z. B. Körperpuder, Seife, Parfüm)
- große Schale mit Objekten, die untersucht werden können (z. B. Muscheln, Tücher)
- Collagen auf Brettern, die aus kleinen Objekten (z. B. Borten, Bänder, Knöpfe, Murmeln) gefertigt sind; die kleinen Objekte sind mit Netzen gesichert, damit die Teilnehmer sie nicht in den Mund stecken können
- große Collagen, in denen sich verschiedene Figuren verbergen (z. B. ein Fisch, der nicht sichtbar ist).

Die Vorrichtungen können an den Seitenlehnen oder am Tablett des Rollstuhls montiert werden. Die Objekte werden auf das Tablett gelegt, damit die Teilnehmer sie untersuchen können (anschauen, hören, anfühlen, riechen, bewegen). In die Oberfläche der Vorrichtung gebohrte Löcher verhindern, dass Objekte, die eventuell von den Teilnehmern weggeworfen werden, unerreichbar sind. Um die Objekte aufzuhängen, kann ein Gestell über der Vorrichtung angebracht werden.

Die Objekte in den Depots können auch für sensorische Aktivitäten genutzt werden. Die Objekte in den taktilen Depots – verschiedene Teigwaren, Bohnen und Reis – sind für taktile Collagen ebenso gut geeignet wie für auditive Aktivitäten. Im letzten Fall werden sie in verschließbare Röhren gefüllt und durch Neigen der Röhren hin und her bewegt.

Die Depots leisten auch gute Dienste, wenn es um die Einrichtung von Räumen oder Ecken mit einem thematischen Bezug geht. Die Teilnehmer können bei der Gestaltung ihrer sensorischen Umgebung mitwirken und sich z. B. eine Unterwasserecke oder einen Weltallraum einrichten. **Abb. 5-6** zeigt Fische unter Wasser. Solche sensorischen Umgebungen können als Langzeitprojekte geplant werden. Die Teilnehmer haben dann eine Woche lang die Möglichkeit, die Beschaffenheit der für das Seegras, das Wasser usw. verwendeten Papierarten zu untersuchen und in der nächsten Woche können sie sich mit der Beschaffenheit der Materialien beschäftigen, aus denen die Meeresbewohner – Fische, Kraken und Seepferdchen – geschaffen wurden. Zusätzlich kann man für den Raum Sand holen und Muscheln vom Strand sammeln. Ist der Raum fertig, wird ein Ventilator mit Schalter und Adapter aufgestellt, damit die Teilnehmer selber den Schalter betätigen und das «Seegras» in Schwingungen versetzen können.

Große sensorische Umgebungen bieten oft mehr Stimulation als eine Ansammlung von Pinnwänden, kleinen Fotos und Gemälden, die oft für optische Verwirrung sorgen. **Abb. 5-6** zeigt eine sensorische Ecke zum Thema Unterwasserwelt. Vor einem Vorhang aus silbernen Streifen wurden Fische aufgehängt. Hinter den Streifen steht auf einem Tisch ein Ventilator, der an einen Schalter und Adapter angeschlossen ist und von den Teilnehmern aktiviert werden kann. Der Luftstrom des Ventilators versetzt die silbernen Streifen und die Fische in sanfte Bewegungen. Auch das Weltall bietet sich als Thema für die Gestaltung eines Raums an. Man kann Mobiles aus unterschiedlichen Materialien machen sowie glitzernde und fluoreszierende Mobiles aus Sternen, Planeten und Raumschiffen. Im Rahmen einer Aktivität können Raketen oder Planeten aus Papiermaché gefertigt werden. Ein Gemisch aus Stärkemehl und Wasser eignet sich zur Herstellung von Mondkratern und aus einer farbigen Teigmasse lassen sich Objekte für das Weltall modellieren. Machen Sie eine Collage aus Müll und erkunden Sie dabei die Eigenschaften der einzelnen Kartons, Plastikstoffe, Pappröhren usw. und besprühen Sie sie mit Gold- und Silberfarbe.

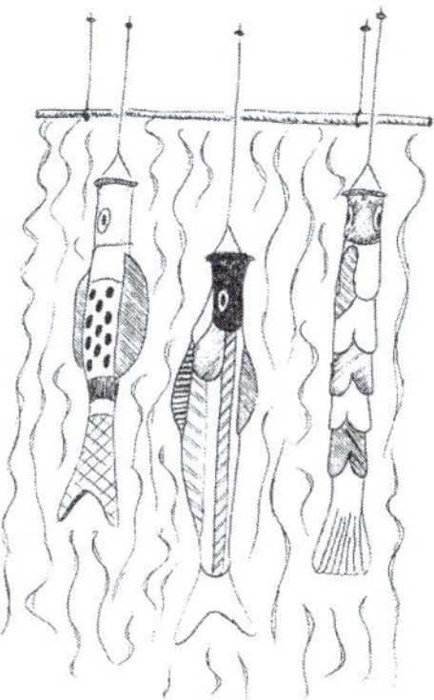

Abbildung 5-6: Sensorische Ecke mit einem thematischen Bezug.

Folgende Objekte eignen sich für die Materialdepots:

- Auditive Objekte: Klingeln, Pfeifen, Hupen, Mixer, Musikinstrumente, Kassettenbänder (verschiedene Musik), Papiersorten, die beim Zusammenknüllen Geräusche machen (z.B. Papiertüten, dickes Papier, Zellophan).
- Olfaktorische Objekte: Pfefferminzfußlotion, Erdbeerlotionen/Erdbeerschaumbad, verschiedene Sorten Parfum, Duftlampe, Aprikosenseife, Weihrauch, alles, was gut duftet.
- Gustatorische Objekte: Schreiben Sie alles auf, was Sie benutzen wollen und verwenden Sie es für die Zubereitung von Speisen. Wählen Sie geschmacksintensive Zutaten und neue Geschmacksrichtungen, wie z.B. Hefeextrakt, Avocado, Knoblauch, Zitrone, indische Gewürze.
- Objekte, die nur mittelbar erfahrbar sind (Luft/Wasser): Papierfächer, tragbarer Ventilator, Tischventilator, Luftpumpe, Spritzflasche, Sprühflasche für Pflanzen, Seifenblasen.
- Weiche taktile Objekte: Pelz, Federn, Seide, Velours, Tupfer, Netze, Borte, Chiffontücher, Bänder, Polystyrol-Kugeln, weiche Pinsel (Rasierpinsel, Rougepinsel), Teppichmuster, Verpackungsmaterial aus Noppenfolie, Wollquasten, verschiedene Materialien.
- Harte taktile Objekte: Tannenzapfen, Holz/Rinde, Blechdosen, Kugeln, Muscheln, oberes Ende des Besens, Topfreiniger, Raufasertapete, Wellpappe, Massagegerät aus Holz, Eier aus Holz, Luffa-Schwamm.
- Glitzernde, glänzende Objekte: Silbrige Objekte, Spiegel, Fahrradrückstrahler, Holo-

gramme, Taschenlampen, Lametta, Silberfolie.
- Fluoreszierende Objekte: Sterne, die im Dunklen leuchten, fluoreszierende Farbe, fluoreszierende Objekte, UV-Lampe.
- Bewegliche Objekte: Mobiles, Bälle, Seifenblasen, sich drehende Objekte, fliegende Objekte, ferngesteuerte Autos.
- Sensorische Schachteln: Sammeln Sie große Behälter (z. B. von Speiseeis) und befüllen Sie sie mit verschiedenen taktilen Materialien wie Linsen, Reis, Muscheln, Teigwaren, Polystyrol-Kugeln, Verpackungsmaterial, Mehl oder Erdbeer-Pudding-Gemisch.

Zusammenfassend kann festgehalten werden: Strukturierte sensorische Aktivitäten bieten den Teilnehmern nicht nur Gelegenheit, ihre vorhandenen Fähigkeiten optimal zu nutzen, sondern auch Lernmöglichkeiten. Dabei ist das Ziel nicht unbedingt, die Teilnehmer völlig unabhängig zu machen, sondern ihnen zu ermöglichen, so unabhängig wie möglich zu sein. Das bedeutet, es macht für die Teilnehmer keinen Unterschied, ob sie sich mit Unterstützung an einer Aktivität partiell beteiligen, z. B. mithilfe koaktiver Unterstützung einen Schalter betätigen können, oder ob sie die Aufgabe ohne fremde Hilfe bewältigen.

Ein weiteres Ziel ist, die Partizipation der Teilnehmer an ihrem Alltags- und Gemeindeleben zu maximieren. Bieten Sie ihnen Aktivitäten aus ihrem Alltag an und betonen Sie deren sensorische Komponente. Fühlt sich ein Teilnehmer durch olfaktorische Objekte motiviert, unterstützen Sie ihn bei der Gartenarbeit oder, wenn er ohne fremde Hilfe dazu nicht in der Lage ist, sorgen Sie dafür, dass er bei der Durchführung der Aktivität anwesend ist. Anstatt den Teilnehmern normalen Tee oder Kaffee anzubieten, betonen Sie die sensorische Komponente der Aktivität und lassen Sie sie zwischen verschiedenen Sorten Kräutertee und frisch gemahlenem Kaffee wählen. Sie können diese Aktivitäten zu Hause oder in einer Tagespflegeeinrichtung/Schule anbieten, aber animieren Sie die Teilnehmer auch, an Aktivitäten teilzunehmen, die ihnen gefallen und die in der Gemeinde stattfinden.

Auch bei Teilnehmern, die ein Lernplateau erreicht haben, muss darauf geachtet werden, dass sie ihre Fähigkeiten erhalten und Gelegenheit haben, ihre Erfahrungen zu erweitern. Auch Teilnehmer, die anscheinend nicht auf verschiedene Stimuli reagieren, sollten die Möglichkeit haben, in einem stimulierenden Umfeld Erfahrungen zu sammeln, denn wenn ihnen keine interessanten Dinge angeboten werden, die ihre Aufmerksamkeit fesseln, haben sie keine Chance zu lernen. In Anhang 10 sind Materialien aufgeführt, die bei der Durchführung sensorisch fokussierter Aktivitäten für die Teilnehmer hilfreich sind.

Teil II –
Vorschläge für Aktivitäten

6. Einführung in Teil II

Teil II enthält eine Fülle von Vorschlägen für sensorisch fokussierte Aktivitäten. Da sehr viel Wert auf den Prozess und nicht nur auf das fertige Produkt gelegt wird, gelingt es, die Alltagsaktivitäten und Rezepte so zu präsentieren, dass die Sinne stimuliert werden.

Bei der Auswahl von Aktivitäten ist es wichtig, die Reizschwelle der Teilnehmer zu beachten. Da die Aktivitäten strukturiert sind, eignen sie sich auch für Menschen mit niedriger Reizschwelle, die schnell überstimuliert werden. Es ist auch wichtig, die Aktivitäten zu wiederholen; dabei dürfen sensorische Qualitäten verändert werden, nicht aber der Prozess selbst. So können die Teilnehmer den nächsten Schritt antizipieren und müssen weniger Angst haben. Andere können dagegen so überstimuliert werden, dass ihre Teilnahme an sensorischen Aktivitäten nur auf individueller Basis möglich ist.

Die Regeln in Kapitel 7 zeigen, wie es gelingt, mit Alltagsaktivitäten die Sinne zu stimulieren und dieses Wissen für die Planung der Aktivitäten zu nutzen. Das Kapitel enthält außerdem Formblätter mit Überschriften, die die Planung der Sitzungen erleichtern, sowie einige Musterexemplare für die Protokollierung.

Die Aktivitäten in Kapitel 8 sind in folgende Bereiche gegliedert:

- Getränke
- Speisen
- Körperpflege und Pflegemittel für den Haushalt
- Künstlerische und handwerkliche Arbeiten.

Prüfen Sie, ob die von Ihnen angebotenen sensorisch fokussierten Aktivitäten funktional sind und von den Teilnehmern als sinnvoll empfunden werden. Achten Sie darauf, dass die Aktivitäten und erlernten Fertigkeiten in den Alltag integriert werden können. Lernen Teilnehmer durch eine in der Tagespflegeeinrichtung angebotene Aktivität, das Licht einzuschalten oder die Küchenmaschine zu aktivieren, informieren Sie die Unterstützer zu Hause/die Familie davon, damit sie diese Fertigkeit auch zu Hause anwenden können. Neue Fertigkeiten werden eher erlernt, wenn die Teilnehmer sie als sinnvoll empfinden und die Möglichkeit haben, sie anzuwenden.

Adapter und Schalter ermöglichen Menschen mit Mobilitätseinschränkungen die aktive Teilnahme an Aktivitäten. Ein Adapter hilft, elektrische Geräte mit Netzanschluss über Spezialschalter zu aktivieren, sodass auch Teilnehmer, die eine Hand nur eingeschränkt benutzen können, in der Lage sind, elektrische Geräte (z. B. eine Küchenmaschine) zu bedienen. Teilnehmer, die ihre Hand normal benutzen, sollten animiert werden, den Schalter/Knopf des Gerätes ohne zusätzlichen Schalter zu betätigen.

Für die Durchführung der Aktivitäten sollten zwei Küchenmaschinen angeschafft werden – eine für die Getränke und Speisen und eine für die künstlerischen und handwerklichen Aktivitäten.

Wenn Teilnehmer ihre Präferenzen nicht äußern können, notieren Sie ihre Reaktionen auf die einzelnen Stimuli und versuchen Sie mithilfe dieser Informationen, ihre Vorlieben und Abneigungen festzustellen.

Bevor Sie mit den Aktivitäten beginnen, überprüfen Sie, ob die Teilnehmer gegen bestimmte Nahrungsmittel allergisch sind, eine bestimmte Diät einhalten müssen, an Krankheiten wie z. B. Diabetes leiden oder Medikamente einnehmen (Teilnehmern, die Medikamente einnehmen, darf kein Alkohol angeboten werden). Zu guter Letzt erkundigen Sie sich bei einem Sprachtherapeuten, welche Nahrungsmittel die Teilnehmer essen können (Nüsse und Kokosnüsse sind für Menschen mit Schluckstörungen nicht geeignet).

Bei einigen Aktivitäten werden UV-Lampen benutzt. Die Vorkehrungen für den Umgang mit diesen Geräten finden Sie in Anhang 14 und in Anhang 10 die Geräte, die für die sensorischen Aktivitäten angeschafft werden sollten.

Zum Schluss ein Warnhinweis: Wenn Sie mit Menschen arbeiten, die *alles* essen oder trinken, bieten Sie keine Aktivitäten an, bei denen giftige Substanzen (z. B. Eukalyptusöl und Aromatherapie-Öle) zum Einsatz kommen. Bedenken Sie, dass Sie ständig wachsam sein müssen, da für einige Rezepte scharfe oder kleine Zutaten wie Nüsse, Reis, Linsen und Ziermünzen benötigt werden, die die Teilnehmer nicht unbedingt schlucken sollten.

7. Vorbereitung der sensorisch fokussierten Aktivitäten und Maximierung der Partizipation

Die folgenden Regeln sind wichtig für die Vorbereitung sensorisch fokussierter Aktivitäten, die die Partizipation maximieren sollen:

1. Schauen Sie sich die Aufgabe/das Rezept genau an und gliedern Sie sie/es in einzelne Schritte. Sind es zu viele Schritte? Wenn ja, steht die Fertigstellung des Endprodukts im Vordergrund und nicht der Prozess, bei dem es um die Wahrnehmung der sensorischen Qualitäten und die Maximierung der Partizipation geht.
2. Prüfen Sie jeden Schritt und überlegen Sie, wie er so präsentiert werden kann, dass die Sinne stimuliert werden. Anders ausgedrückt: Haben die Teilnehmer die Möglichkeit zu schmecken, riechen, anschauen, hören, fühlen?
3. Präsentieren Sie die Schritte so, dass die Teilnehmer Gelegenheit haben, Entscheidungen zu treffen. Vielleicht ist dies nicht bei jedem einzelnen Schritt möglich, aber achten Sie darauf, dass die Aktivität den Teilnehmern häufiger die Chance bietet, Entscheidungen zu treffen.
4. Planen Sie die einzelnen Schritte so, dass die Teilnehmer möglichst oft Gelegenheit haben, sich an der Aufgabe zu beteiligen (z. B. Dinge an andere weiterreichen, Abfall in den Abfalleimer werfen, den Schalter betätigen, um den Mixer zu aktivieren). Wählen Sie keine Aktivitäten aus, die Geschicklichkeit erfordern, etwa Ziermünzen auf eine Karte kleben, wenn die Teilnehmer dazu nicht in der Lage sind.

Wenn Sie ein Rezept oder eine Aktivität überprüfen, achten Sie auf Möglichkeiten der Partizipation. Brauchen Sie beispielsweise für ein Rezept Reibkäse oder zerkleinerte Mandeln, kaufen Sie die Zutaten nicht, sondern helfen Sie den Teilnehmern, selbst den Käse zu reiben und die Mandeln zu zerkleinern. Wenn Sie Dosen kaufen, nehmen Sie keine mit einem Ring zum Öffnen, sondern solche, die man mit einem elektrischen Dosenöffner öffnen kann.

Das folgende Beispiel – Zubereitung eines Obst-Smoothies – zeigt, wie es gelingt, eine Aktivität so zu präsentieren, dass die Sinne stimuliert werden.

1. *Gliederung der Aufgabe: Zubereitung eines Obst-Smoothies*
   - Früchte schälen/Paket öffnen (z. B. getrocknete Aprikosen),
   - Früchte klein schneiden,
   - Früchte in den Mixer geben,
   - Milch oder Saft hinzufügen,
   - Flüssigkeit und Früchte mixen,
   - Smoothie trinken.
2. *Die einzelnen Schritte so präsentieren, dass die Sinne stimuliert werden*
   - Früchte schälen/Paket öffnen – Die Teilnehmer die Früchte anschauen, probieren, riechen und anfühlen lassen, bevor sie geschält werden. Die Teilnehmer das Paket vor dem Öffnen anfühlen und zuhören lassen, welche Geräusche es beim Zusammendrücken macht. Nach dem Öffnen des Pakets die Teilnehmer die Früchte riechen, probieren und anfühlen lassen.

- Früchte mit einem Elektromesser mit Schalter klein schneiden, damit die Teilnehmer es durch Betätigung des Schalters aktivieren können. Fordern Sie sie auf zuzuschauen, wie die Früchte zerkleinert werden und welches Geräusch das Messer dabei macht.
- Früchte in den Mixer geben – Fordern Sie die Teilnehmer auf, dabei zuzuschauen.
- Milch oder Saft hinzufügen – Die Teilnehmer vorher die Flasche/den Karton anfühlen lassen (wurde der Saft/die Milch im Kühlschrank aufbewahrt, können die Teilnehmer die kalte Verpackung berühren). Die Teilnehmer die Früchte und die Milch anschauen, riechen und probieren lassen.
- Flüssigkeit und Früchte mixen – Stellen Sie den Mixer vor die Teilnehmer, damit sie beobachten können, was geschieht, hören, welche Geräusche der Mixer macht und den Mixer berühren können, um die Vibrationen zu spüren.
- Smoothie trinken – Fordern Sie die Teilnehmer auf, das fertige Produkt anzuschauen, zu riechen und zu probieren.

3. *Die einzelnen Schritte so präsentieren, dass die Teilnehmer Gelegenheit haben, Entscheidungen zu treffen*
   - Früchte schälen/Paket öffnen – Lassen Sie die Teilnehmer entscheiden, welche Früchte geschält werden sollen oder, wenn sie nicht intentional kommunizieren, bieten Sie ihnen verschiedene Früchte zum Probieren an und beobachten Sie ihre Reaktionen, um zu sehen, welche sie mögen und welche nicht.
   - Früchte klein schneiden – Lassen Sie die Teilnehmer entscheiden, welche Früchte klein geschnitten werden sollen und ob sie mit dem Messer arbeiten wollen oder nicht.
   - Früchte in den Mixer geben – Lassen Sie die Teilnehmer entscheiden, welche Früchte in den Mixer sollen.
   - Milch oder Saft hinzufügen – Lassen Sie die Teilnehmer entscheiden, ob sie ihren Smoothie lieber mit Saft oder Milch wollen. Bei Teilnehmern, die nicht intentional kommunizieren, beobachten Sie die Reaktion, wenn sie Milch und Saft probieren, um zu sehen, was sie bevorzugen.
   - Flüssigkeit und Früchte mixen – Lassen Sie die Teilnehmer entscheiden, ob sie den Mixer aktivieren wollen oder nicht.
   - Smoothie trinken – Lassen Sie die Teilnehmer verschiedene Smoothies (mit Milch oder mit Saft) probieren. Bieten Sie Teilnehmern, die nicht intentional kommunizieren, verschiedene Smoothies an und beobachten Sie, welchen sie bevorzugen.

4. *Die einzelnen Schritte so präsentieren, dass die Teilnehmer in die Aufgabe einbezogen werden können*
   - Früchte schälen/Paket öffnen (z. B. getrocknete Aprikosen) – Unterstützen Sie die Teilnehmer koaktiv, die Früchte oder das Paket an die anderen Gruppenmitglieder weiterzureichen und den Abfall in den Abfalleimer zu befördern.
   - Früchte klein schneiden – für Teilnehmer, die das Elektromesser nicht halten können, stehen ein Adapter und Schalter zur Verfügung.
   - Früchte in den Mixer geben – Unterstützen Sie die Teilnehmer koaktiv, die Früchte in den Mixer zu geben.
   - Milch oder Saft hinzufügen – Unterstützen Sie die Teilnehmer koaktiv, die Milch- oder Saftbehälter an die anderen Gruppenmitglieder weiterzureichen, damit sie sie untersuchen können; füllen Sie die Flüssigkeiten in eine kleine Kanne und unterstützen Sie die Teilnehmer koaktiv, die Milch/den Saft in den Mixer zu gießen.
   - Flüssigkeit und Früchte mixen – Teilnehmer, die den Schalter des Mixers nicht betätigen können, aktivieren ihn mithilfe eines Adapters und externen Schalters.

- Smoothie trinken – Unterstützen Sie die Teilnehmer koaktiv, das Getränk mit einer kleinen leichten Kanne in ihre Tassen zu füllen.

Diese Regeln, die sicherstellen, dass die Aktivitäten sensorisch fokussiert sind und die Teilnahme maximieren, eignen sich für viele Aktivitäten. Das Muster auf der folgenden Seite hilft bei der Planung und Gliederung von Aktivitäten.

Die Beispiele und Formulare auf den folgenden Seiten können Sie fotokopieren und für die Aktivitäten in Kapitel 8 oder für die von Ihnen entwickelten Aktivitäten verwenden.

7.1 Vorbereitung der sensorisch fokussierten Aktivitäten und Maximierung der Partizipation

1. **Überprüfen Sie die Aufgabe und gliedern Sie sie in kleine Schritte.**

2. **Achten Sie darauf, dass jeder Schritt die Sinne stimuliert (probieren, anfühlen, riechen etc.).**

3. **Geben Sie den Teilnehmern Gelegenheit, Entscheidungen zu treffen.**

4. **Fördern Sie bei jedem Schritt die Partizipation – koaktive Unterstützung und partielle Partizipation.**

7.2 Aktivität – Blatt 1

(Vorbereitung der Aktivität)

- **Bezeichnung der Aktivität**

- **Ziele**

- **Zutaten und Utensilien**

- **Methode**

7.3 Aktivität – Blatt 2

(Vorbereitung der Aktivität)

- **Bezeichnung der Aktivität**

- **Ziele**

- **Zutaten und Utensilien**

- **Methode**

7.4 Bericht

(1. Musterexemplar eines Formularblatts)

Name: ______________________ **Datum:** ______________________

Aktivität: ____

____

____

1. Begrüßung/personbezogene Beschäftigung

Stimulus	Reaktion	Deutung
Nennt den Namen		
Gibt die Hand		
Berührt die Person bei der Begrüßung		
Schaut die Person an – Blickkontakt?		
Veränderung der verbalen Äußerungen		
Beobachtet/ verfolgt Personen mit den Augen		
Initiiert Kontakt		

2. Beschreibung selbstbezogener Verhaltensweisen

3. Reaktion auf Zutaten und Materialien

Stimulus	Reaktion	Deutung

4. Reaktion auf elektrische Geräte (z. B. Küchenmaschine, Elektromesser – wurden sie optisch und akustisch wahrgenommen?)

Stimulus	Reaktion	Deutung

5. Betätigung des Schalters

Wurde der Schalter betätigt?	Ja	Nein
Welcher Schalter wurde benutzt?		
Wie wurde der Schalter betätigt?	Ohne fremde Hilfe	Koaktiv
Wunsch nach erneuter Betätigung des Schalters?	Ja	Nein
Wurde das Prinzip «Ursache-Wirkung» verstanden?	Ja	Nein

Mit welchem Körperteil wurde der Schalter aktiviert?	Rechts	Links
Hand		
Kopf		
Fuß		
Andere		

6. Anmerkungen

7.5 Bericht

(2. Musterexemplar eines Formularblatts)

Name: ______________________ **Datum:** ______________________

Aktivität: Zubereitung von Humus

____

____

1. Begrüßung/personbezogene Beschäftigung

Stimulus	Reaktion	Deutung
Nennt den Namen		
Gibt die Hand		
Berührt die Person bei der Begrüßung		
Schaut die Person an – Blickkontakt?		
Veränderung der verbalen Äußerungen		
Beobachtet/ verfolgt Personen mit den Augen		
Initiiert Kontakt		

2. Beschreibung selbstbezogener Verhaltensweisen

3. Reaktion auf Zutaten und Materialien

Stimulus	Reaktion	Deutung
Kichererbsen		
Knoblauch		
Tahini		
Zitrone		
Paprika		
Hummus		

4. Reaktion auf elektrische Geräte (z. B. Küchenmaschine, Elektromesser – wurden sie optisch und akustisch wahrgenommen?)

Stimulus	Reaktion	Deutung
Elektrischer Dosenöffner		
Elektromesser		
Elektrischer Entsafter		
Elektrische Küchenmaschine		

5. Betätigung des Schalters

Wurde der Schalter betätigt?	Ja	Nein
Welcher Schalter wurde benutzt?		
Wie wurde der Schalter betätigt?	Ohne fremde Hilfe	Koaktiv
Wunsch nach erneuter Betätigung des Schalters?	Ja	Nein
Wurde das Prinzip «Ursache-Wirkung» verstanden?	Ja	Nein

Mit welchem Körperteil wurde der Schalter aktiviert?	Rechts	Links
Hand		
Kopf		
Fuß		
Andere		

6. Anmerkungen

____

____

____

____

8. Aktivitäten

Die folgenden Aktivitäten sind in vier Bereiche eingeteilt:

1. Aktivitäten: Getränke
2. Aktivitäten: Speisen
3. Aktivitäten: Körperpflege und Haushalt
4. Aktivitäten: Künstlerische und handwerkliche Arbeiten

8.1 Getränke

Saft aus Äpfeln und Sellerie

Ziele:

1. Eine gustatorische Erfahrung vermitteln (verschiedene Geschmacksrichtungen).
2. Eine olfaktorische Erfahrung vermitteln (verschiedene Gerüche).
3. Eine taktile Erfahrung vermitteln (verschiedene Materialien/Vibrationen).
4. Eine auditive Erfahrung vermitteln (Geräusche der elektrischen Geräte).
5. Eine interaktive Umgebung fördern.
6. Die Teilnahme an der Aktivität fördern.
7. Den Teilnehmern Gelegenheit geben, Vorlieben und Abneigungen zu äußern.
8. Den Teilnehmern Gelegenheit geben, Entscheidungen zu treffen.
9. Die Teilnehmer zur Betätigung des Schalters ermuntern und ihnen das Prinzip «Ursache-Wirkung» vermitteln.
10. Spaß haben.

Zutaten und Utensilien:

- 4 Stücke Sellerie
- 8 Äpfel
- Elektromesser
- Elektrischer Entsafter
- Adapter
- Schalter
- Küchenbrett
- Tassen
- Löffel.

Vorgehensweise:

1. Die Gruppenmitglieder so positionieren, dass sie einander begrüßen können, indem sie sich anschauen oder die Hand reichen.
2. Die Teilnehmer die Sellerie riechen und anfühlen lassen.
3. Die Teilnehmer die Äpfel riechen und anfühlen lassen.
4. Sellerie und Äpfel mit dem Elektromesser (plus Adapter und Schalter) auf dem Küchenbrett klein schneiden. Die Teilnehmer probieren lassen, sofern niemand Essprobleme hat.
5. Sellerie in den elektrischen Entsafter geben und die Hände der Teilnehmer auf das Gerät oder den Tisch legen, damit sie die Vibrationen spüren. Sehr faserige Sellerie kann das Entsaften erschweren.
6. Selleriesaft in Tassen füllen und die Teilnehmer probieren lassen.
7. Äpfel in den Entsafter geben und die Hände der Teilnehmer auf das Gerät oder den Tisch legen, damit sie die Vibrationen spüren.
8. Apfelsaft in Tassen füllen und die Teilnehmer probieren lassen.
9. Apfelsaft und Selleriesaft mischen, in Tassen füllen und die Teilnehmer probieren lassen.

10. Notieren, ob die Teilnehmer die Säfte pur oder gemischt bevorzugen.
11. Nach der Aktivität die Gruppenmitglieder so positionieren, dass sie sich voneinander verabschieden können, indem sie sich anschauen oder die Hand reichen.

Saft aus Äpfeln, Birnen und Erdbeeren

Ziele:

1. Gustatorische Erfahrung vermitteln (verschiedene Geschmacksrichtungen).
2. Olfaktorische Erfahrung vermitteln (verschiedene Gerüche).
3. Taktile Erfahrung vermitteln (verschiedene Materialien/Vibrationen/Temperaturen).
4. Auditive Erfahrung vermitteln (Geräusche der elektrischen Geräte).
5. Interaktive Umgebung fördern.
6. Teilnahme an der Aktivität fördern.
7. Den Teilnehmern Gelegenheit geben, Vorlieben und Abneigungen zu äußern.
8. Den Teilnehmern Gelegenheit geben, Entscheidungen zu treffen.
9. Die Teilnehmer zur Betätigung des Schalters ermuntern und ihnen das Prinzip «Ursache-Wirkung» vermitteln.
10. Spaß haben.

Zutaten und Utensilien:

- 1 Schale Erdbeeren
- 3 Birnen
- 3 Äpfel
- Joghurt
- Eiscreme
- Elektromesser
- Elektrischer Entsafter
- Elektrische Küchenmaschine
- Adapter
- Schalter
- Küchenbrett
- Tassen
- Löffel.

Vorgehensweise:

1. Die Gruppenmitglieder so positionieren, dass sie einander begrüßen können, indem sie sich anschauen oder die Hand reichen.
2. Die Teilnehmer die Früchte riechen und anfühlen lassen.
3. Früchte mithilfe des Elektromessers (plus Adapter und Schalter) auf dem Küchenbrett klein schneiden. Die Teilnehmer probieren lassen, sofern niemand Essprobleme oder eine Erdbeerallergie hat.
4. Birnen in den Entsafter geben und die Hände der Teilnehmer auf das Gerät oder den Tisch legen, damit sie die Vibrationen spüren.
5. Birnensaft in Tassen füllen und die Teilnehmer probieren lassen.
6. Äpfel in den Entsafter geben und die Hände der Teilnehmer auf das Gerät oder den Tisch legen, damit sie die Vibrationen spüren.
7. Apfelsaft in Tassen füllen und die Teilnehmer probieren lassen.
8. Erdbeeren und den restlichen Birnen- und Apfelsaft in die Küchenmaschine geben.
9. Früchte und Saft mixen und die Hände der Teilnehmer auf das Gerät oder den Tisch legen, damit sie die Vibrationen spüren.
10. Saft in Tassen füllen und die Teilnehmer probieren lassen.
11. Etwas Saft aufbewahren und ihn mit Joghurt oder Eiscreme mixen.
12. Den mit Joghurt oder Eiscreme gemixten Saft in Tassen füllen und die Teilnehmer probieren lassen.
13. Notieren, ob die Teilnehmer die Säfte pur, gemischt oder mit Joghurt/Eiscreme bevorzugen.
14. Nach der Aktivität die Gruppenmitglieder so positionieren, dass sie sich voneinander verabschieden können, indem sie sich anschauen oder die Hand reichen.

Gekühlte Schokolade

Ziele:

1. Eine gustatorische Erfahrung vermitteln (verschiedene Geschmacksrichtungen).
2. Eine olfaktorische Erfahrung vermitteln (verschiedene Gerüche).
3. Eine taktile Erfahrung vermitteln (verschiedene Materialien/Vibrationen/Temperaturen).
4. Eine auditive Erfahrung vermitteln (Geräusche der elektrischen Geräte).
5. Eine interaktive Umgebung fördern.
6. Die Teilnahme an der Aktivität fördern.
7. Den Teilnehmern Gelegenheit geben, Vorlieben und Abneigungen zu äußern.
8. Den Teilnehmern Gelegenheit geben, Entscheidungen zu treffen.
9. Die Teilnehmer zur Betätigung des Schalters ermuntern und ihnen das Prinzip «Ursache-Wirkung» vermitteln.
10. Spaß haben.

Zutaten und Utensilien:

- 6 gehäufte Esslöffel feinkörniger Kristallzucker
- 125 ml Wasser
- 4 gehäufte Esslöffel Kakaopulver
- ½ Liter gekühlte Milch
- 3 Schöpflöffel Vanille- oder Schokoladeneiscreme
- Adapter
- Schalter
- Elektrische Bratpfanne
- Elektrische Küchenmaschine
- Tassen
- Schüsseln
- Löffel.

Vorgehensweise:

1. Die Gruppenmitglieder so positionieren, dass sie einander begrüßen können, indem sie sich anschauen oder die Hand reichen.
2. Zucker in zwei Schüsseln füllen und die Teilnehmer anfühlen und probieren lassen.
3. Zucker und Wasser in die Bratpfanne geben und mithilfe des Adapters und Schalters aktivieren. Bei schwacher Hitze rühren, bis der Zucker geschmolzen ist.
4. Aufkochen und 1 Minute köcheln lassen.
5. Kakaopulver in zwei Schüsseln füllen und die Teilnehmer anfühlen und probieren lassen.
6. Den Sirup aus Zucker und Wasser in die Schüssel der Küchenmaschine geben und das Kakaopulver hinzufügen. Mit der Küchenmaschine (plus Adapter und Schalter) das Kakaopulver untermischen.
7. Die Teilnehmer die heiße/warme Schokoladensoße probieren lassen.
8. Die Teilnehmer die Milch probieren lassen.
9. Milch zur Schokoladensoße in der Küchenmaschine geben.
10. Mit der Küchenmaschine (plus Adapter und Schalter) die Schokoladensoße mit der Milch verquirlen. Die Hände der Teilnehmer auf das Gerät oder den Tisch legen, damit sie die Vibrationen spüren.
11. Die Teilnehmer die Creme probieren lassen.
12. Das Gemisch in Tassen füllen, Eiscreme hinzufügen und die Teilnehmer probieren lassen.
13. Nach der Aktivität die Gruppenmitglieder so positionieren, dass sie sich voneinander verabschieden können, indem sie sich anschauen oder die Hand reichen.

Getränk aus Kokosmilch und Banane

Ziele:

1. Eine gustatorische Erfahrung vermitteln (verschiedene Geschmacksrichtungen).
2. Eine olfaktorische Erfahrung vermitteln (verschiedene Gerüche).
3. Eine taktile Erfahrung vermitteln (verschiedene Materialien/Temperaturen).
4. Eine auditive Erfahrung vermitteln (Geräusche der elektrischen Geräte).

5. Eine interaktive Umgebung fördern.
6. Die Teilnahme an der Aktivität fördern.
7. Den Teilnehmern Gelegenheit geben, Vorlieben und Abneigungen zu äußern.
8. Den Teilnehmern Gelegenheit geben, Entscheidungen zu treffen.
9. Die Teilnehmer zur Betätigung des Schalters ermuntern und ihnen das Prinzip «Ursache-Wirkung» vermitteln.
10. Spaß haben.

Zutaten und Utensilien:

- 4 Bananen
- Kleine Dose Kokosmilch
- Rohzucker oder Honig (je nach Geschmack)
- Elektromesser
- Elektrischer Dosenöffner
- Elektrische Küchenmaschine
- Elektrische Bratpfanne
- Adapter
- Schalter
- Küchenbrett
- Tassen
- Schüsseln
- Löffel.

Vorgehensweise:

1. Die Gruppenmitglieder so positionieren, dass sie einander begrüßen können, indem sie sich anschauen oder die Hand reichen.
2. Die Teilnehmer die Bananen riechen und anfühlen lassen.
3. Banane mit dem Elektromesser (plus Adapter und Schalter) in Stücke schneiden und die Teilnehmer probieren lassen
4. Dose Kokosmilch mit dem Dosenöffner öffnen.
5. Etwas Kokosmilch in Tassen füllen und die Teilnehmer probieren lassen.
6. Zucker in Schüsseln füllen und die Teilnehmer anfühlen und probieren lassen oder sie Honig probieren lassen.
7. Alle Zutaten in die Küchenmaschine geben und mixen (Honig oder Rohzucker verwenden). Hände der Teilnehmer auf das Gerät oder den Tisch legen, damit sie die Vibrationen spüren.
8. Die Teilnehmer die Hälfte des kalten Getränks riechen und probieren lassen.
9. Die andere Hälfte des Getränks in der Bratpfanne erhitzen, in Tassen füllen und die Teilnehmer probieren lassen.
10. Notieren, ob die Teilnehmer das warme oder das kalte Getränk bevorzugen.
11. Nach der Aktivität die Gruppenmitglieder so positionieren, dass sie sich voneinander verabschieden können, indem sie sich anschauen oder die Hand reichen.

Kaffee (gemahlener Kaffee, Zimtkaffee, Eiskaffee, Kaffee mit Schokolade)

Ziele:

1. Eine gustatorische Erfahrung vermitteln (verschiedene Geschmacksrichtungen).
2. Eine olfaktorische Erfahrung vermitteln (verschiedene Gerüche).
3. Eine taktile Erfahrung vermitteln (verschiedene Materialien/Temperaturen).
4. Eine auditive Erfahrung vermitteln.
5. Eine interaktive Umgebung fördern.
6. Die Teilnahme an der Aktivität fördern.
7. Den Teilnehmern Gelegenheit geben, Entscheidungen zu treffen.
8. Den Teilnehmer Gelegenheit geben, Vorlieben und Abneigungen zu äußern.
9. Die Teilnehmer zur Betätigung des Schalters ermuntern und ihnen das Prinzip «Ursache-Wirkung» vermitteln.
10. Spaß haben.

Zutaten und Utensilien:

- Kaffeebohnen
- Brandy-/Rum-Aroma
- Zucker
- Milch/Sahne
- 1 Orange
- 1 Zitrone

- Stangenzimt/gemahlener Zimt
- Eiscreme
- Schokoladenpulver
- Heißes Wasser/heiße Milch
- Elektrische Kaffeemühle
- Elektromesser
- Elektrische Bratpfanne
- Elektrischer Entsafter
- Adapter
- Schalter
- Kaffeemaschine/Kaffeekocher
- Schüsseln
- Küchenbrett
- Löffel.

Vorgehensweise:

1. Die Gruppenmitglieder so positionieren, dass sie einander begrüßen können, indem sie sich anschauen oder die Hand reichen.
2. Kaffeebohnen in Schüsseln geben und von den Teilnehmer untersuchen lassen (riechen, anfühlen, hören).
3. Werden die Kaffeebohnen mit einer elektrischen Kaffeemühle gemahlen, Adapter und Schalter verwenden. Die Hände der Teilnehmer auf das Gerät oder den Tisch legen, damit sie die Vibrationen spüren. Die Reaktionen der Teilnehmer auf das Geräusch der zersplitternden Kaffeebohnen notieren.
4. Etwas Kaffeemehl in eine Schüssel geben und die Teilnehmer riechen und anfühlen lassen.
5. In der Kaffeemaschine/dem Kaffeekocher Kaffee machen.
6. Die Teilnehmer schwarzen Kaffee, Kaffee mit Milch/Sahne, mit und ohne Zucker riechen und probieren lassen.
7. Die Teilnehmer eine Orange und eine Zitrone riechen und anfühlen lassen.
8. Die Orange mit dem Entsafter auspressen, den Entsafter ausspülen und die Zitrone auspressen. Die Säfte nicht mischen.
9. Die Teilnehmer die Säfte riechen und probieren lassen; notieren, ob sie einen davon lieber mögen.
10. Orange und Zitrone auf das Küchenbrett legen und mit dem Elektromesser (plus Adapter und Schalter) die Schale entfernen. Die Teilnehmer riechen und anfühlen lassen.
11. Die Teilnehmer Brandy-/Rum-Aroma riechen und probieren lassen. Die Reaktionen der Teilnehmer notieren, um Präferenzen festzustellen.
12. Kaffee in die Bratpfanne geben, zuerst Brandy-/Rum-Aroma, dann Zimt, Orangen-/Zitronenschale und Zucker hinzufügen. Alles kochen lassen. Je nach Geschmack der Teilnehmer (Orange/Zitrone und Brandy-/Rum-Aroma) verschiedene Sorten Kaffee machen.
13. Die Teilnehmer Eiscreme probieren lassen. Eiskaffee davon machen.
14. Je nach Anweisung heißes Wasser und/oder heiße Milch zu dem Schokoladenpulver geben.
15. Das Schokoladengemisch mit Kaffee, Wasser und Milch oder Eiscreme vermischen.
16. Die Reaktionen der Teilnehmer auf die Schokolade, den Kaffee und das Gemisch aus Schokolade und Kaffee vergleichen.
17. Nach der Aktivität die Gruppenmitglieder so positionieren, dass sie sich voneinander verabschieden können, indem sie sich anschauen oder die Hand reichen.

Diese Aktivität kann auf mehrere Tage verteilt werden, weil sie für eine Sitzung zu umfangreich ist.

Fruchtgetränk

Ziele:

1. Eine gustatorische Erfahrung vermitteln (verschiedene Geschmacksrichtungen).
2. Eine olfaktorische Erfahrung vermitteln (verschiedene Gerüche).
3. Eine taktile Erfahrung vermitteln (verschiedene Materialien/Vibrationen).
4. Eine auditive Erfahrung vermitteln (Geräusche der elektrischen Geräte).

5. Eine interaktive Umgebung fördern.
6. Die Teilnahme an der Aktivität fördern.
7. Den Teilnehmern Gelegenheit geben, Vorlieben und Abneigungen zu äußern.
8. Den Teilnehmern Gelegenheit geben, Entscheidungen zu treffen.
9. Die Teilnehmer zur Betätigung des Schalters ermuntern und ihnen das Prinzip «Ursache-Wirkung» vermitteln.
10. Spaß haben.

Zutaten und Utensilien:

- 1 Orange
- 1 Zitrone
- 1 Pampelmuse
- 15 g Zitronensäure
- 500 g Zucker
- 500 ml kochendes Wasser
- Elektrische Reibe
- Elektrischer Entsafter
- Elektrische Küchenmaschine mit Mixer
- Adapter
- Schalter
- Küchenbrett
- Sieb
- Tassen
- Löffel
- Flaschen
- Schüssel
- Kanne.

Vorgehensweise:

1. Die Gruppenmitglieder so positionieren, dass sie einander begrüßen können, indem sie sich anschauen oder die Hand reichen.
2. Zitrone, Orange und Pampelmuse einschneiden und die Teilnehmer riechen und anfühlen lassen.
3. Mit der Reibe (plus Adapter und Schalter) auf dem Küchenbrett die Schale von den Früchten abreiben.
4. Mit dem Entsafter (plus Adapter und Schalter) die Früchte auspressen und die Hände der Teilnehmer auf das Gerät oder den Tisch legen, damit sie die Vibrationen spüren.
5. Die Teilnehmer die Säfte riechen und probieren lassen und ihre Reaktionen notieren.
6. Säfte und abgeriebene Schalen in die Küchenmaschine geben. Zitronensäure und Zucker nach Geschmack hinzufügen: soll das Fruchtgetränk eher herb schmecken, weniger Zucker dazugeben.
7. Die Zutaten in der Küchenmaschine (plus Adapter und Schalter) mixen.
8. Alles in eine Schüssel füllen, kochendes Wasser darüber gießen und abkühlen lassen.
9. Nach dem Abkühlen das Fruchtgetränk passieren, um die Schalen zu entfernen.
10. Mit einer Kanne in Flaschen füllen.
11. Das Fruchtgetränk in Tassen füllen und koaktiv kaltes Wasser hinzufügen, um es zu verdünnen.
12. Nach der Aktivität die Gruppenmitglieder so positionieren, dass sie sich voneinander verabschieden können, indem sie sich anschauen oder die Hand reichen.

Obst-Smoothie

Ziele:

1. Eine gustatorische Erfahrung vermitteln (verschiedene Geschmacksrichtungen).
2. Eine olfaktorische Erfahrung vermitteln (verschiedene Gerüche).
3. Eine taktile Erfahrung vermitteln (verschiedene Materialien/Vibrationen/Temperaturen).
4. Eine auditive Erfahrung vermitteln (Geräusche der elektrischen Geräte).
5. Eine interaktive Umgebung fördern.
6. Die Teilnahme an der Aktivität fördern.
7. Den Teilnehmern Gelegenheit geben, Vorlieben und Abneigungen zu äußern.
8. Den Teilnehmern Gelegenheit geben, Entscheidungen zu treffen.
9. Die Teilnehmer zur Betätigung des Schalters ermuntern und ihnen das Prinzip «Ursache-Wirkung» vermitteln.
10. Spaß haben.

Zutaten und Utensilien:

- Je ein Karton Fruchtsaft/Milch (gekühlt)
- Verschiedene Früchte (z. B. Orange, Banane, Apfel, Wassermelone)
- Elektrische Küchenmaschine mit Mixer
- Elektromesser
- Adapter
- Schalter
- Küchenbrett
- Kleine Kanne
- Tassen
- Löffel.

Vorgehensweise:

1. Die Gruppenmitglieder so positionieren, dass sie einander begrüßen können, indem sie sich anschauen oder die Hand reichen.
2. Die Teilnehmer die Früchte nacheinander riechen, anfühlen und weiterreichen lassen.
3. Elektromesser an Adapter und Schalter anschließen und die Früchte auf dem Küchenbrett in Stücke schneiden.
4. Küchenmaschine an Adapter und Schalter anschließen und den Apfel reiben. Die Hände der Teilnehmer auf das Gerät oder den Tisch legen, damit sie die Vibrationen spüren.
5. Schüsseln mit klein geschnittenen Früchten koaktiv weiterreichen, die Teilnehmer die verschiedenen Früchte probieren lassen und ihre Reaktionen notieren.
6. Die Teilnehmer die Kartons mit Fruchtsaft und Milch anfühlen lassen, damit sie die Kälte spüren.
7. Die Teilnehmer Milch und Fruchtsaft probieren lassen und ihre Reaktionen notieren.
8. Mixer an Adapter und Schalter anschließen und die Früchte je nach Geschmack der Teilnehmer mit Fruchtsaft oder Milch mixen.
9. Die Teilnehmer unterstützen, den Obst-Smoothie in ihre Tasse zu füllen, zu riechen und zu probieren. Ihre Reaktionen notieren.
10. Nach der Aktivität die Gruppenmitglieder so positionieren, dass sie sich voneinander verabschieden können, indem sie sich anschauen oder die Hand reichen.

Heiße Malzschokolade

Ziele:

1. Eine gustatorische Erfahrung vermitteln (verschiedene Geschmacksrichtungen).
2. Eine olfaktorische Erfahrung vermitteln (verschiedene Gerüche).
3. Eine taktile Erfahrung vermitteln (verschiedene Materialien).
4. Eine auditive Erfahrung vermitteln (Geräusche der elektrischen Geräte).
5. Eine interaktive Umgebung fördern.
6. Die Teilnahme an der Aktivität fördern.
7. Den Teilnehmern Gelegenheit geben, Vorlieben und Abneigungen zu äußern.
8. Den Teilnehmern Gelegenheit geben, Entscheidungen zu treffen.
9. Die Teilnehmer zur Betätigung des Schalters ermuntern und ihnen das Prinzip «Ursache-Wirkung» vermitteln.
10. Spaß haben.

Zutaten und Utensilien:

- 2 Esslöffel Malzmilch
- 1 ½ Esslöffel Kakao
- 2 Tassen Milch
- 1 ½ Esslöffel Honig
- Sahne
- Adapter
- Schalter
- Elektrischer Schneebesen
- Elektrische Bratpfanne
- Elektrischer Mixer
- Schüsseln/kleine Kannen
- Löffel
- Tassen.

Vorgehensweise:

1. Die Gruppenmitglieder so positionieren, dass sie einander begrüßen können, indem sie sich anschauen oder die Hand reichen.
2. Den Teilnehmern helfen, Malzmilch in zwei Schüsseln zu füllen, eine zum Anfühlen und die andere zum Riechen und Probieren.
3. Den Teilnehmern helfen, Kakao in zwei Schüsseln zu füllen, eine zum Anfühlen und die andere zum Riechen und Probieren.
4. Den Teilnehmern helfen, Milch zum Probieren in Tassen zu füllen.
5. Die Teilnehmer Honig probieren lassen.
6. Die Teilnehmer Sahne probieren lassen.
7. Sahne mit dem Schneebesen (plus Adapter und Schalter anschließen) schlagen.
8. Die Teilnehmer unterstützen, Milch in die Bratpfanne zu gießen. Bratpfanne mithilfe der Adapter und Schalter aktivieren, den Inhalt aufkochen lassen und umrühren.
9. Malzmilch, Kakao, Honig und heiße Milch in den Mixer geben und mithilfe der Adapter und Schalter mixen. Die Hände der Teilnehmer auf das Gerät oder den Tisch legen, damit sie die Vibrationen spüren.
10. Milch in Tassen füllen, mit geschlagener Sahne garnieren und trinken. Die Reaktionen der Teilnehmer notieren.
11. Nach der Aktivität die Gruppenmitglieder so positionieren, dass sie sich voneinander verabschieden können, indem sie sich anschauen oder die Hand reichen.

Heißer Ingwer

Ziele:

1. Eine gustatorische Erfahrung vermitteln (verschiede Geschmacksrichtungen).
2. Eine olfaktorische Erfahrung vermitteln (verschiedene Gerüche).
3. Eine taktile Erfahrung vermitteln (verschiedene Materialien/Vibrationen/Temperaturen).
4. Eine auditive Erfahrung vermitteln (Geräusche der elektrischen Geräte).
5. Eine interaktive Umgebung fördern.
6. Die Teilnahme an der Aktivität fördern.
7. Den Teilnehmern Gelegenheit geben, Vorlieben und Abneigungen zu äußern.
8. Den Teilnehmern Gelegenheit geben, Entscheidungen zu treffen.
9. Die Teilnehmer zur Betätigung des Schalters ermuntern und ihnen das Prinzip «Ursache-Wirkung» vermitteln.
10. Spaß haben.

Zutaten und Utensilien:

- 50 g feinkörniger Kristallzucker
- 1 Teelöffel gemahlener Ingwer
- 1 Beutel Äpfel
- 6 Orangen
- ¼ Liter Wasser
- Elektromesser
- Elektrischer Entsafter
- Elektrische Küchenmaschine/Mixer
- Elektrische Bratpfanne
- Adapter
- Schalter
- Küchenbrett
- Tassen
- Löffel.

Vorgehensweise:

1. Die Gruppenmitglieder so positionieren, dass sie einander begrüßen können, indem sie sich anschauen oder die Hand reichen.
2. Die Teilnehmer Zucker anfühlen und probieren lassen.
3. Die Teilnehmer Ingwer riechen und anfühlen lassen.
4. Zucker, Ingwer und Wasser in die Bratpfanne geben und mithilfe der Adapter und Schalter langsam erhitzen, damit der Zucker sich auflöst. Das Ganze aufkochen und 10 Minuten köcheln lassen.
5. In der Zwischenzeit die Teilnehmer die Äpfel riechen und anfühlen lassen.
6. Mit dem Elektromesser (plus Adapter und Schalter) die Orangen auf dem Küchenbrett

einschneiden, damit sich ihr Duft entfaltet und die Teilnehmer riechen und anfühlen lassen.

7. Mit dem Elektromesser (plus Adapter und Schalter) die Äpfel auf dem Küchenbrett in Stücke schneiden und in den Entsafter geben. Die Hände der Teilnehmer auf das Gerät oder den Tisch legen, damit sie die Vibrationen spüren.
8. Den Apfelsaft in Tassen füllen und die Teilnehmer riechen und probieren lassen.
9. Mit dem Elektromesser (plus Adapter und Schalter) die Orangen aufschneiden und mit dem Entsafter auspressen. Die Hände der Teilnehmer auf das Gerät oder den Tisch legen, damit sie die Vibrationen spüren.
10. Die Teilnehmer den Orangensaft probieren lassen.
11. Alle Zutaten in die Küchenmaschine/den Mixer geben und mixen.
12. Den Saft in Tassen füllen und die Teilnehmer riechen und probieren lassen.
13. Nach der Aktivität die Gruppenmitglieder so positionieren, dass sie sich voneinander verabschieden können, indem sie sich anschauen oder die Hand reichen.

Heiße Zitrone

Ziele:

1. Eine gustatorische Erfahrung vermitteln (verschiedene Geschmacksrichtungen).
2. Eine olfaktorische Erfahrung vermitteln (verschiedene Gerüche).
3. Eine taktile Erfahrung vermitteln (verschiedene Materialien).
4. Eine auditive Erfahrung vermitteln (Geräusche der elektrischen Geräte).
5. Eine interaktive Umgebung fördern.
6. Die Teilnahme an der Aktivität fördern.
7. Den Teilnehmern Gelegenheit geben, Vorlieben und Abneigungen zu äußern.
8. Den Teilnehmern Gelegenheit geben, Entscheidungen zu treffen.
9. Die Teilnehmer zur Betätigung des Schalters ermuntern und ihnen das Prinzip «Ursache-Wirkung» vermitteln.
10. Spaß haben.

Zutaten und Utensilien:

- Hafermehl, mittel (57 g)
- Brauner Rohzucker (1 Esslöffel)
- 1 Zitrone
- ¼ Liter Wasser
- 1 Orange (wahlweise)
- Elektrischer Entsafter
- Elektromesser
- Elektrischer Mixer
- Adapter
- Schalter
- Kanne
- Sieb
- Schüsseln
- Küchenbrett
- Löffel.

Vorgehensweisen:

1. Die Gruppenmitglieder so positionieren, dass sie einander begrüßen können, indem sie sich anschauen oder die Hand reichen.
2. Zitrone einschneiden und die Teilnehmer riechen und anfühlen lassen.
3. Zitrone mit dem Entsafter (plus Adapter und Schalter) auspressen.
4. Die Teilnehmer etwas Saft riechen und probieren lassen.
5. Zitronenschale mit dem Elektromesser (plus Adapter und Schalter) auf dem Küchenbrett zerkleinern.
6. Hafermehl und Zucker in Schüsseln geben und die Teilnehmer anfühlen lassen.
7. Zitronensaft und Zitronenschale in die Schüsseln mit Hafermehl und Zucker geben.
8. Wasser aufkochen, zu den Zutaten geben und im Mixer mixen. Die Hände der Teilnehmer auf das Gerät oder den Tisch legen, damit sie die Vibrationen spüren.
9. Alles in eine Kanne gießen, abdecken und abkühlen lassen.

10. Getränk nach dem Abkühlen passieren, um die Rinde zu entfernen.
11. Getränk in Tassen füllen und nach Geschmack mit Wasser verdünnen.
12. Nach der Aktivität die Gruppenmitglieder so positionieren, dass sie sich voneinander verabschieden können, indem sie sich anschauen oder die Hand reichen.

Der Zitronensaft kann auch mit Orangensaft vermischt werden. Vergessen Sie nicht, die Teilnehmer die Orange und den Saft riechen, anfühlen und probieren zu lassen.

Eismokka

Ziele:

1. Eine olfaktorische Erfahrung vermitteln (verschiedene Gerüche).
2. Eine gustatorische Erfahrung vermitteln (verschiede Geschmacksrichtungen).
3. Eine taktile Erfahrung vermitteln (verschiedene Materialien/Temperaturen).
4. Eine auditive Erfahrung vermitteln (Geräusche der elektrischen Geräte).
5. Eine interaktive Umgebung fördern.
6. Die Teilnahme an der Aktivität fördern.
7. Den Teilnehmern Gelegenheit geben, Vorlieben und Abneigungen zu äußern.
8. Den Teilnehmern Gelegenheit geben, Entscheidungen zu treffen.
9. Die Teilnehmer zur Betätigung des Schalters ermuntern und ihnen das Prinzip «Ursache-Wirkung» vermitteln.
10. Spaß haben.

Zutaten und Utensilien:

- 1 Esslöffel Kakaopulver
- 2 Esslöffel Kaffeemehl
- 1 ½ Esslöffel Zucker
- 2 Esslöffel heißes Wasser
- 2 Tassen Milch
- 2 Kugeln Eiscreme
- Sahne
- Schokolade
- Elektrischer Mixer
- Elektrischer Schneebesen
- Elektrische Reibe
- Adapter
- Schalter
- Schüsseln
- Löffel
- Kleine Kannen
- Esslöffel.

Vorgehensweise:

1. Die Gruppenmitglieder so positionieren, dass sie einander begrüßen können, indem sie sich anschauen oder die Hand reichen.
2. Die Teilnehmer die Dose mit Kakaopulver anfassen und schütteln lassen.
3. Den Teilnehmern helfen, Kakao in zwei Schüsseln zu füllen, eine zum Anfühlen und die andere zum Riechen und Probieren.
4. Den Teilnehmern helfen, Kaffeemehl in zwei Schüsseln zu füllen und sie riechen und anfühlen lassen. Heißes Wasser zum Kaffeemehl geben und die Teilnehmer probieren lassen.
5. Den Teilnehmern helfen, Zucker in zwei Schüsseln zu füllen und sie riechen, anfühlen und probieren lassen.
6. Den Teilnehmern helfen, Milch in Tassen zu füllen und sie probieren lassen.
7. Den Teilnehmern helfen, die Schachtel mit Eiscreme weiterzureichen und sie probieren und die Temperatur fühlen lassen.
8. Den Teilnehmern helfen, Kakaopulver, Kaffeemehl, Zucker und Wasser in den Mixer (plus Adapter und Schalter) zu geben und alles so lange zu mixen, bis der Zucker sich aufgelöst hat. Die Hände der Teilnehmer auf das Gerät oder den Tisch legen, damit sie die Vibrationen spüren.
9. Milch und Eiscreme hinzufügen und so lange mixen, bis die Masse cremig ist.
10. Sahne mit dem Schneebesen (plus Adapter und Schalter) schlagen und die Teilnehmer probieren lassen.

11. Schokolade mit der Reibe (plus Adapter und Schalter) zerkleinern und die Teilnehmer probieren lassen.
12. Getränk in Tassen füllen, mit Sahne und geriebener Schokolade garnieren – die Teilnehmer genießen lassen!
13. Nach der Aktivität die Gruppenmitglieder so positionieren, dass sie sich voneinander verabschieden können, indem sie sich anschauen oder die Hand reichen.

Schlummertrunk Kosciusko

Ziele:

1. Eine gustatorische Erfahrung vermitteln (verschiedene Geschmacksrichtungen).
2. Eine olfaktorische Erfahrung vermitteln (verschiedene Gerüche).
3. Eine taktile Erfahrung vermitteln (verschiedene Materialien/Temperaturen/Vibrationen).
4. Eine auditive Erfahrung vermitteln (Geräusche der elektrischen Geräte).
5. Eine interaktive Umgebung fördern.
6. Die Teilnahme an der Aktivität fördern.
7. Den Teilnehmern Gelegenheit geben, Vorlieben und Abneigungen zu äußern.
8. Den Teilnehmern Gelegenheit geben, Entscheidungen zu treffen.
9. Die Teilnehmer zur Betätigung des Schalters ermuntern und ihnen das Prinzip «Ursache-Wirkung» vermitteln.
10. Spaß haben.

Zutaten und Utensilien:

- Gekühlte Milch (eine Tasse)
- Orangenschale
- 1 Esslöffel Pulverkaffee
- 1 Esslöffel Malzmilchpulver
- Elektrischer Mixer
- Elektrische Reibe
- Elektrische Bratpfanne
- Adapter
- Schalter
- Tassen
- Löffel
- Kleine leichte Kanne.

Vorgehensweise:

1. Die Gruppenmitglieder so positionieren, dass sie einander begrüßen können, indem sie sich anschauen oder die Hand reichen.
2. Orange einschneiden und die Teilnehmer riechen und anfühlen lassen.
3. Mit der Reibe (plus Adapter und Schalter) Schale von der Orange abreiben. Die Teilnehmer den Rest der Orange probieren lassen.
4. Die Teilnehmer den Milchkarton anfühlen lassen.
5. Milch in die Kanne füllen. Einen der Teilnehmer koaktiv unterstützen, eine Tasse Milch aus der Kanne in die Bratpfanne zu gießen.
6. Orangenschale hinzufügen und die Milch aufkochen lassen.
7. Milch in den Mixer geben, Pulverkaffee und Malzmilchpulver hinzufügen.
8. Mithilfe von Adaptern und Schaltern gut mixen. Die Hände der Teilnehmer auf das Gerät oder den Tisch legen, damit sie die Vibrationen spüren.
9. Das Getränk koaktiv in Tassen füllen und die Teilnehmer probieren lassen. Ihre Reaktionen notieren.
10. Nach der Aktivität die Gruppenmitglieder so positionieren, dass sie sich voneinander verabschieden können, indem sie sich anschauen oder die Hand reichen.

Zitronennektar

Ziele:

1. Eine gustatorische Erfahrung vermitteln (verschiedene Geschmacksrichtungen).
2. Eine olfaktorische Erfahrung vermitteln (verschiedene Gerüche).

3. Eine taktile Erfahrung vermitteln (verschiedene Materialien/Vibrationen/Temperaturen).
4. Eine auditive Erfahrung vermitteln (Geräusche der elektrischen Geräte).
5. Eine interaktive Umgebung fördern.
6. Die Teilnahme an der Aktivität fördern.
7. Den Teilnehmern Gelegenheit geben, Vorlieben und Abneigungen zu äußern.
8. Den Teilnehmern Gelegenheit geben, Entscheidungen zu treffen.
9. Die Teilnehmer zur Betätigung des Schalters ermuntern und ihnen das Prinzip «Ursache-Wirkung» vermitteln.
10. Spaß haben.

Zutaten und Utensilien:

- 4 Zitronen
- 2 gehäufte Esslöffel feinkörniger Kristallzucker
- 2 gehäufte Esslöffel Honig
- ½ Liter kochendes Wasser
- Eiswürfel
- Adapter
- Schalter
- Küchenbrett
- Elektromesser
- Elektrischer Entsafter
- Elektrischer Mixer
- Mixschüssel
- Sieb
- Löffel
- Schüsseln
- Plastiktüte
- Kanne.

Vorgehensweise:

1. Die Gruppenmitglieder so positionieren, dass sie einander begrüßen können, indem sie sich anschauen oder die Hand reichen.
2. Mit dem Elektromesser (plus Adapter und Schalter) auf dem Küchenbrett die Schale von den Zitronen entfernen.
3. Die Teilnehmer etwas Zitronenschale riechen und anfühlen lassen. Den Rest in die Mixschüssel geben.
4. Zucker in zwei Schüsseln füllen; eine, um die Teilnehmer den Zucker anfühlen und die andere, um sie probieren zu lassen.
5. Honig in zwei Schüsseln füllen; eine, um die Teilnehmer den Honig anfühlen und die andere, um sie probieren zu lassen.
6. Zucker und Honig mit der Zitronenschale in die Mixschüssel geben.
7. Kochendes Wasser in die Mixschüssel geben und mit dem Mixer (plus Adapter und Schalter) so lange rühren, bis der Honig und der Zucker sich aufgelöst haben.
8. Die Flüssigkeit über einer Kanne passieren.
9. Mit dem Entsafter (plus Adapter und Schalter) Zitronen auspressen und die Hände der Teilnehmer auf das Gerät oder den Tisch legen, damit sie die Vibrationen spüren.
10. Die Teilnehmer den Saft riechen und probieren lassen.
11. Den Saft in die Kanne gießen.
12. Die Eiswürfen in eine Plastiktüte füllen und die Teilnehmer anfühlen lassen.
13. Saft und Eiswürfel teilen. Die Teilnehmer heißen/warmen und eiskalten Saft probieren lassen und ihre Präferenzen notieren.
14. Nach der Aktivität die Gruppenmitglieder so positionieren, dass sie sich voneinander verabschieden können, indem sie sich anschauen oder die Hand reichen.

Saft aus Orangen und Zitronen

Ziele:

1. Eine gustatorische Erfahrung vermitteln (verschiedene Geschmacksrichtungen).
2. Eine olfaktorische Erfahrung vermitteln (verschiedene Gerüche).
3. Eine taktile Erfahrung vermitteln (verschiedene Materialien/Vibrationen/Temperaturen).

4. Eine auditive Erfahrung vermitteln (Geräusche der elektrischen Geräte).
5. Eine interaktive Umgebung fördern.
6. Die Teilnahme an der Aktivität fördern.
7. Den Teilnehmern Gelegenheit geben, Vorlieben und Abneigungen zu äußern.
8. Den Teilnehmern Gelegenheit geben, Entscheidungen zu treffen.
9. Die Teilnehmer zur Betätigung des Schalters ermuntern und ihnen das Prinzip «Ursache-Wirkung» vermitteln.
10. Spaß haben.

Zutaten und Utensilien:

- 4 Orangen
- 3 Zitronen
- Rohzucker
- Wasser
- Eiswürfel
- Adapter
- Schalter
- Elektrischer Entsafter
- Elektromesser
- Küchenbrett
- Schüsseln
- Tassen
- Löffel
- Plastiktüte
- Kleine Kanne.

Vorgehensweise:

1. Die Gruppenmitglieder so positionieren, dass sie einander begrüßen können, indem sie sich anschauen oder die Hand reichen.
2. Die Teilnehmer die Orangen und Zitronen riechen und anfühlen lassen (die Früchte vorher einschneiden, damit der Duft sich entfaltet).
3. Mit dem Elektromesser (plus Adapter und Schalter) die Früchte auf dem Küchenbrett halbieren oder in Stücken schneiden, je nach Entsafter.
4. Die Früchte mit dem Entsafter auspressen. Den Teilnehmern helfen, ihre Hände auf das Gerät oder den Tisch zu legen, damit sie die Vibrationen spüren.
5. Die Teilnehmer beide Säfte probieren lassen und ihre Präferenzen notieren.
6. Den Zucker in zwei Schüsseln geben; eine zum Probieren und die andere zum Anfühlen.
7. Die Eiswürfel in die Plastiktüte füllen und die Teilnehmer anfühlen lassen.
8. Nach Geschmack Zucker und Wasser zu den Säften geben. Experimentieren, um herausfinden, ob die Teilnehmer herben oder süßen Saft bevorzugen.
9. Den Saft in Tassen füllen und nach Belieben Eiswürfel hinzufügen.
10. Nach der Aktivität die Gruppenmitglieder so positionieren, dass sie sich voneinander verabschieden können, indem sie sich anschauen oder die Hand reichen.

Orangentee

Ziele:

1. Eine gustatorische Erfahrung vermitteln (verschiedene Geschmacksrichtungen).
2. Eine olfaktorische Erfahrung vermitteln (verschiedene Gerüche).
3. Eine taktile Erfahrung vermitteln (verschiedene Materialien/Vibrationen/Temperaturen).
4. Eine auditive Erfahrung vermitteln (Geräusche der elektrischen Geräte).
5. Eine interaktive Umgebung fördern.
6. Die Teilnahme an der Aktivität fördern.
7. Den Teilnehmern Gelegenheit geben, Vorlieben und Abneigungen zu äußern.
8. Den Teilnehmern Gelegenheit geben, Entscheidungen zu treffen.
9. Die Teilnehmer zur Betätigung des Schalters ermuntern und ihnen das Prinzip «Ursache-Wirkung» vermitteln.
10. Spaß haben.

Zutaten und Utensilien:

- 6 Gewürznelken und eine Extraportion zum Anfühlen
- Stangenzimt (ca. 5 cm)
- 15 g schwarzer Tee und eine Extraportion zum Anfühlen
- 113 g Zucker und eine Extraportion zum Anfühlen
- 5 Orangen
- 1 Liter kaltes Wasser
- Eiswürfel
- Plastiktüte
- Elektromesser
- Elektrischer Entsafter
- Elektrische Bratpfanne
- Adapter
- Schalter
- Küchenbrett
- Tassen
- Löffel
- Schüsseln
- Kannen
- Teesieb.

Vorgehensweise:

1. Die Gruppenmitglieder so positionieren, dass sie einander begrüßen können, indem sie sich anschauen oder die Hand reichen.
2. Gewürznelken mit dem kalten Wasser in die Pfanne geben, aufkochen und über die 15 g Tee gießen.
3. Zucker hinzufügen, umrühren und dann über der Kanne passieren.
4. Die Kanne mit dem Tee in den Kühlschrank stellen und abkühlen lassen.
5. Die Extraportionen Gewürznelken, Zangenzimt, schwarzer Tee und Zucker in Schüsseln füllen und die Teilnehmer riechen und anfühlen lassen.
6. Eine Orange einschneiden und die Teilnehmer anfühlen und riechen lassen.
7. Die Orangen mit dem Elektromesser (plus Adapter und Schalter) auf dem Küchenbrett zerschneiden und in den Entsafter geben. Die Hände der Teilnehmer auf das Gerät oder den Tisch legen, damit sie die Vibrationen spüren.
8. Die Teilnehmer den Saft probieren lassen.
9. Eiswürfel in die Plastiktüte füllen und die Teilnehmer anfühlen lassen.
10. Gewürzten Tee und Orangensaft mischen.
11. Eiswürfel hinzufügen, damit das Getränk weiter abkühlt.
12. Das fertige Getränk in Tassen füllen und die Teilnehmer probieren lassen.
13. Nach der Aktivität die Gruppenmitglieder so positionieren, dass sie sich voneinander verabschieden können, indem sie sich anschauen oder die Hand reichen.

Passionsfrucht mit Zitronensaft

Ziele:

1. Eine gustatorische Erfahrung vermitteln (verschiedene Geschmacksrichtungen).
2. Eine olfaktorische Erfahrung vermitteln (verschiedene Gerüche).
3. Eine taktile Erfahrung vermitteln (verschiedene Materialien/Vibrationen/Temperaturen).
4. Eine auditive Erfahrung vermitteln (Geräusche der elektrischen Geräte).
5. Eine interaktive Umgebung fördern.
6. Die Teilnahme an der Aktivität fördern.
7. Den Teilnehmern Gelegenheit geben, Vorlieben und Abneigungen zu äußern.
8. Den Teilnehmern Gelegenheit geben, Entscheidungen zu treffen.
9. Die Teilnehmer zur Betätigung des Schalters ermuntern und ihnen das Prinzip «Ursache-Wirkung» vermitteln.
10. Spaß haben.

Zutaten und Utensilien:

- 5 Passionsfrüchte
- 1 Zitrone
- 4 Orangen

- Honig
- Elektromesser
- Elektrischer Entsafter
- Elektrische Küchenmaschine
- Adapter
- Schalter
- Küchenbrett
- Tassen
- Löffel.

Vorgehensweise:

1. Die Gruppenmitglieder so positionieren, dass sie einander begrüßen können, indem sie sich anschauen oder die Hand reichen.
2. Die Teilnehmer die Früchte riechen und anfühlen lassen.
3. Früchte mit dem Elektromesser (plus Adapter und Schalter) auf dem Küchenbrett halbieren.
4. Zitrone mit dem Entsafter auspressen. Die Hände der Teilnehmer auf das Gerät oder den Tisch legen, damit sie die Vibrationen spüren.
5. Die Teilnehmer etwas Zitronensaft probieren lassen.
6. Orangen mit dem Entsafter auspressen. Die Hände der Teilnehmer auf das Gerät oder den Tisch legen, damit sie die Vibrationen spüren.
7. Die Teilnehmer etwas Orangensaft probieren lassen.
8. Die Samen aus den Passionsfrüchten entfernen und die Teilnehmer von den Früchten probieren lassen. Teilnehmern mit Essproblemen dürfen keine Früchte angeboten werden.
9. Die Teilnehmer Honig probieren lassen.
10. Passionsfrüchte, Zitrone, Orangen und nach Geschmack Honig in die Küchenmaschine geben und mixen. Bei Teilnehmern mit Essproblemen die Passionsfrüchte weglassen.
11. Das fertige Getränk in Tassen füllen und die Teilnehmer probieren lassen.
12. Nach der Aktivität die Gruppenmitglieder so positionieren, dass sie sich voneinander verabschieden können, indem sie sich anschauen oder die Hand reichen.

Erdnussmilch

Ziele:

1. Eine gustatorische Erfahrung vermitteln (verschiedene Geschmacksrichtungen).
2. Eine olfaktorische Erfahrung vermitteln (verschiedene Gerüche).
3. Eine taktile Erfahrung vermitteln (verschiedene Materialien/Vibrationen/Temperaturen).
4. Eine auditive Erfahrung vermitteln (Geräusche der elektrischen Geräte).
5. Eine interaktive Umgebung fördern.
6. Die Teilnahme an der Aktivität fördern.
7. Den Teilnehmern Gelegenheit geben, Vorlieben und Abneigungen zu äußern.
8. Den Teilnehmern Gelegenheit geben, Entscheidungen zu treffen.
9. Die Teilnehmer zur Betätigung des Schalters ermuntern und ihnen das Prinzip «Ursache-Wirkung» vermitteln.
10. Spaß haben.

Zutaten und Utensilien:

- 1 Tasse kalte Milch
- 1 Tasse Sojamilch
- 1 Esslöffel weiche Erdnussbutter
- 1 Teelöffel Honig
- Joghurt oder Eiscreme
- Elektrische Küchenmaschine/Mixer
- Adapter
- Schalter
- Tassen
- Löffel.

Vorgehensweise:

1. Die Gruppenmitglieder so positionieren, dass sie einander begrüßen können, indem sie sich anschauern oder die Hand reichen.

2. Die Teilnehmer die kalte Milch und die Sojamilch anfühlen und probieren lassen.
3. Die Teilnehmer die Erdnussbutter probieren lassen (ausgenommen Teilnehmer mit einer Erdnussallergie).
4. Die Teilnehmer Honig riechen und probieren lassen.
5. Kuhmilch, Erdnussbutter und Honig in die Küchenmaschine/den Mixer (plus Adapter und Schalter) geben und mixen. Die Hände der Teilnehmer auf das Gerät oder den Tisch legen, damit sie die Vibrationen spüren.
6. Das fertige Getränk in Tassen füllen und die Teilnehmer probieren lassen.
7. Wahlweise Sojamilch verwenden und Joghurt oder Eiscreme hinzufügen. Notieren, welche Kombination die Teilnehmer bevorzugen.
8. Nach der Aktivität die Gruppenmitglieder so positionieren, dass sie sich voneinander verabschieden können, indem sie sich anschauen oder die Hand reichen.

Rosa Pampelmusensaft

Ziele:

1. Eine gustatorische Erfahrung vermitteln (verschiedene Geschmacksrichtungen).
2. Eine olfaktorische Erfahrung vermitteln (verschiedene Gerüche).
3. Eine taktile Erfahrung vermitteln (verschiedene Materialien/Vibrationen).
4. Eine auditive Erfahrung vermitteln (Geräusche der elektrischen Geräte).
5. Eine interaktive Umgebung fördern.
6. Die Teilnahme an der Aktivität fördern.
7. Den Teilnehmern Gelegenheit geben, Vorlieben und Abneigungen zu äußern.
8. Den Teilnehmern Gelegenheit geben, Entscheidungen zu treffen.
9. Die Teilnehmer zur Betätigung des Schalters ermuntern und ihnen das Prinzip «Ursache-Wirkung» vermitteln.
10. Spaß haben.

Zutaten und Utensilien:

- 1 große pinkfarbene Pampelmuse
- 1 Limone
- Tonic Water
- Pfefferminzblätter
- Honig
- Elektromesser
- Elektrischer Entsafter
- Elektrische Küchenmaschine/Mixer
- Adapter
- Schalter
- Küchenbrett
- Tassen
- Löffel.

Vorgehensweise:

1. Die Gruppenmitglieder so positionieren, dass sie einander begrüßen können, indem sie sich anschauen oder die Hand reichen.
2. Die Teilnehmer die Früchte riechen und anfühlen lassen.
3. Die Teilnehmer die Pfefferminzblätter riechen und anfühlen lassen.
4. Früchte mit dem Elektromesser (plus Adapter und Schalter) auf dem Küchenbrett halbieren.
5. Pampelmuse mit dem Entsafter auspressen und die Hände der Teilnehmer auf das Gerät oder den Tisch legen, damit sie die Vibrationen spüren.
6. Die Teilnehmer Pampelmusensaft probieren lassen.
7. Die Limone mit dem Entsafter auspressen und die Hände der Teilnehmer auf das Gerät oder den Tisch legen, damit sie die Vibrationen spüren.
8. Die Teilnehmer Limonensaft probieren lassen.
9. Pfefferminzblätter in die Küchenmaschine/den Mixer geben und zerkleinern. Die Teilnehmer riechen lassen.
10. Die Teilnehmer Tonic Water probieren lassen.
11. Säfte, Minze und Tonic Water in die Küchenmaschine/den Mixer geben und mixen.

12. Die Hälfte der Flüssigkeit beiseite stellen und die Teilnehmer vom Rest probieren lassen. Der Geschmack ist sehr herb.
13. Die Teilnehmer Honig riechen und probieren lassen.
14. Honig zum Süßen in den Rest des fertigen Getränks geben.
15. Die Teilnehmer das Getränk probieren lassen.
16. Notieren, ob sie die herbe oder die süße Variante bevorzugen.
17. Nach der Aktivität die Gruppenmitglieder so positionieren, dass sie sich voneinander verabschieden können, indem sie sich anschauen oder die Hand reichen.

Punsch

Ziele:

1. Eine gustatorische Erfahrung vermitteln (verschieden Geschmacksrichtungen).
2. Eine olfaktorische Erfahrung vermitteln (verschiedene Gerüche).
3. Eine taktile Erfahrung vermitteln (verschiedene Materialien/Vibrationen/Temperaturen).
4. Eine auditive Erfahrung vermitteln (Geräusche der elektrischen Geräte).
5. Eine interaktive Umgebung fördern.
6. Die Teilnahme an der Aktivität fördern.
7. Den Teilnehmern Gelegenheit geben, Vorlieben und Abneigungen zu äußern.
8. Den Teilnehmer Gelegenheit geben, Entscheidungen zu treffen.
9. Die Teilnehmer zur Betätigung des Schalters ermuntern und ihnen das Prinzip «Ursache-Wirkung» vermitteln.
10. Spaß haben.

Zutaten und Utensilien:

- 4 Pampelmusen (pinkfarbene)
- 1 Schale Erdbeeren
- 2 Orangen
- 1 kleine Flasche Bitter Lemon (kalt)
- ½ Liter Sodawasser (kalt)
- Elektromesser
- Elektrischer Entsafter
- Elektrische Küchenmaschine/Mixer
- Adapter
- Schalter
- Küchenbrett
- Tassen
- Löffel.

Vorgehensweise:

1. Die Gruppenmitglieder so positionieren, dass sie einander begrüßen können, indem sie sich anschauen oder die Hand reichen.
2. Die Teilnehmer die Früchte riechen und anfühlen lassen.
3. Erdbeeren in die Küchenmaschine/den Mixer (plus Adapter und Schalter) geben.
4. Die Teilnehmer die zerkleinerten Erdbeeren riechen und probieren lassen.
5. Pampelmusen und Orangen einschneiden, damit der Duft sich entfaltet und die Teilnehmer riechen und anfühlen lassen.
6. Pampelmusen und Orangen mit dem Elektromesser (plus Adapter und Schalter) auf dem Küchenbrett halbieren.
7. Pampelmusen mit dem Entsafter auspressen und die Hände der Teilnehmer auf das Gerät oder den Tisch legen, damit sie die Vibrationen spüren.
8. Die Teilnehmer etwas Pampelmusensaft probieren lassen.
9. Orangen mit dem Entsafter auspressen und die Hände der Teilnehmer auf das Gerät oder den Tisch legen, damit sie die Vibrationen spüren.
10. Die Teilnehmer etwas Orangensaft probieren lassen.
11. Die Teilnehmer Bitter Lemon probieren, riechen und anfühlen lassen.
12. Die Teilnehmer Sodawasser probieren, riechen und anfühlen lassen.
13. Alle Zutaten in die Küchenmaschine/den Mixer geben und mixen.

14. Das fertige Getränk in Tassen füllen und die Teilnehmer riechen und probieren lassen.
15. Nach der Aktivität die Gruppenmitglieder so positionieren, dass sie sich voneinander verabschieden können, indem sie sich anschauen oder die Hand reichen.

Himbeer-Fizz

Ziele:

1. Eine gustatorische Erfahrung vermitteln (verschiedene Geschmacksrichtungen).
2. Eine olfaktorische Erfahrung vermitteln (verschiedene Gerüche).
3. Eine taktile Erfahrung vermitteln (verschiedene Materialien/Vibrationen/Temperaturen).
4. Eine auditive Erfahrung vermitteln (Geräusche der elektrischen Geräte).
5. Eine interaktive Umgebung fördern.
6. Die Teilnahme an der Aktivität fördern.
7. Den Teilnehmern Gelegenheit geben, Vorlieben und Abneigungen zu äußern.
8. Den Teilnehmern Gelegenheit geben, Entscheidungen zu treffen.
9. Die Teilnehmer zur Betätigung des Schalters ermuntern und ihnen das Prinzip «Ursache-Wirkung» vermitteln.
10. Spaß haben.

Zutaten und Utensilien:

- Kleine Schale tiefgefrorene Himbeeren
- Kohlensäurehaltiges Mineralwasser
- 1 Zitrone
- 1 Limone
- Honig
- Elektromesser
- Elektrischer Entsafter
- Elektrische Küchenmaschine
- Adapter
- Schalter
- Küchenbrett
- Tassen
- Löffel.

Vorgehensweise:

1. Die Gruppenmitglieder so positionieren, dass sie einander begrüßen können, indem sie sich anschauen oder die Hand reichen.
2. Die Teilnehmer die Kälte der tiefgefrorenen Himbeeren fühlen lassen.
3. Himbeeren in die Küchenmaschine geben und zuhören, wie sie zerkleinert werden.
4. Die Teilnehmer die zerkleinerten Himbeeren riechen und probieren lassen.
5. Zitrone und Limone einschneiden, damit sich der Duft entfaltet und die Teilnehmer riechen und anfühlen lassen.
6. Zitrone und Limone auf dem Küchenbrett mit dem Elektromesser (plus Adapter und Schalter) halbieren.
7. Zitrone mit dem Entsafter auspressen und die Hände der Teilnehmer auf das Gerät oder den Tisch legen, damit sie die Vibrationen spüren.
8. Die Teilnehmer etwas Zitronensaft probieren lassen.
9. Limone mit dem Entsafter auspressen und die Hände der Teilnehmer auf das Gerät oder den Tisch legen, damit sie die Vibrationen spüren.
10. Die Teilnehmer etwas Limonensaft probieren lassen.
11. Die Teilnehmer kohlensäurehaltiges Mineralwasser probieren lassen.
12. Die Hälfte der zerkleinerten Himbeeren beiseite stellen und die Säfte mit der anderen Hälfte der Himbeeren und Mineralwasser in die Küchenmaschine geben.
13. Getränk in Tassen füllen und die Teilnehmer probieren lassen. Es schmeckt sehr herb.
14. Die restlichen Himbeeren, Honig nach Geschmack und Mineralwasser in die Küchenmaschine geben.
15. Die Teilnehmer probieren lassen.

16. Notieren ob die Teilnehmer die herbe oder die süße Variante bevorzugen.
17. Nach der Aktivität die Gruppenmitglieder so positionieren, dass sie sich voneinander verabschieden können, indem sie sich anschauen oder die Hand reichen.

Dickflüssiger Bananen-Sojamilchshake

Ziele:

1. Eine gustatorische Erfahrung vermitteln (verschiedene Geschmacksrichtungen).
2. Eine olfaktorische Erfahrung vermitteln (verschiedene Gerüche).
3. Eine taktile Erfahrung vermitteln (verschiedene Materialien/Vibrationen/Temperaturen).
4. Eine auditive Erfahrung vermitteln (Geräusche der elektrischen Geräte).
5. Eine interaktive Umgebung fördern.
6. Die Teilnahme an der Aktivität fördern.
7. Den Teilnehmern Gelegenheit geben, Vorlieben und Abneigungen zu äußern.
8. Den Teilnehmern Gelegenheit geben, Entscheidungen zu treffen.
9. Die Teilnehmer zur Betätigung des Schalters ermuntern und ihnen das Prinzip «Ursache-Wirkung» vermitteln.
10. Spaß haben.

Zutaten und Utensilien (für eine Mixerfüllung)

- 1 tiefgefrorene Banane (und eine extra)
- 1 Tasse Sojamilch
- 2 Esslöffel Vanillejoghurt
- 1 Spritzer goldgelber Sirup
- Einige Kardamomschoten
- 1 kernlose Wassermelone
- Elektrischer Mixer
- Adapter
- Schalter
- Elektrische Mühle für Nüsse oder Küchenmaschine
- Tassen
- Löffel.

Vorgehensweise.

1. Die Gruppenmitglieder so positionieren, dass sie einander begrüßen können, indem sie sich anschauen oder die Hand reichen.
2. Die Teilnehmer die kalte Banane anfühlen und probieren lassen.
3. Die Teilnehmer Sojamilch, Vanille-Joghurt und goldgelben Sirup riechen und probieren lassen.
4. Kardamomschoten in die Küchenmaschine/elektrische Mühle geben (plus Adapter und Schalter) und zu Pulver mahlen.
5. Die Teilnehmer riechen und probieren lassen.
6. Alle Zutaten in den Mixer geben und gut mixen. Die Hände der Teilnehmer auf das Gerät oder den Tisch legen, damit sie die Vibrationen spüren.
7. Gewürfelte frische Wassermelone hinzufügen und gut mixen.
8. Den dickflüssigen Shake in Tassen füllen und die Teilnehmer riechen und probieren lassen.
9. Nach der Aktivität die Gruppenmitglieder so positionieren, dass sie sich voneinander verabschieden können, indem sie sich anschauen oder die Hand reichen.

Würzige heiße Schokolade

Ziele:

1. Eine gustatorische Erfahrung vermitteln (verschiedene Geschmacksrichtungen).
2. Eine olfaktorische Erfahrung vermitteln (verschiedene Gerüche).
3. Eine taktile Erfahrung vermitteln (verschiedene Materialien/Temperaturen).
4. Eine auditive Erfahrung vermitteln (Geräusche der elektrischen Geräte).
5. Eine interaktive Umgebung fördern.
6. Die Teilnahme an der Aktivität fördern.
7. Den Teilnehmern Gelegenheit geben, ihre Vorlieben und Abneigungen zu äußern.

8. Den Teilnehmern Gelegenheit geben, Entscheidungen zu treffen.
9. Die Teilnehmer zur Betätigung des Schalters ermuntern und ihnen das Prinzip «Ursache-Wirkung» vermitteln.
10. Spaß haben.

Zutaten und Utensilien:

- 1 Riegel normale Haushaltsschokolade
- ½ Liter Milch (oder Sojamilch)
- 1 Teelöffel Muskatnuss (1 Teelöffel gerieben für das Rezept)
- Zimt (1 Teelöffel gerieben für das Rezept)
- 125 ml kalte Sahne
- Elektromesser
- Elektrische Mühle
- Elektrische Küchenmaschine/Mixer
- Elektrischer Schneebesen
- Elektrische Bratpfanne
- Adapter
- Schalter
- Küchenbrett
- Tassen
- Löffel.

Vorgehensweise:

1. Die Gruppenmitglieder so positionieren, dass sie einander begrüßen können, indem sie sich anschauen oder die Hand reichen.
2. Die Teilnehmer die verpackte Schokolade anfühlen und die dabei entstehenden Geräusche akustisch wahrnehmen lassen.
3. Schokolade mit dem Elektromesser (plus Adapter und Schalter) auf dem Küchenbrett in kleine Stücke schneiden und die Teilnehmer riechen und probieren lassen, sofern niemand von ihnen Essprobleme hat.
4. Die Teilnehmer Milch probieren lassen.
5. Schokolade in der Milch bei geringer Wärmezufuhr auflösen und köcheln lassen. Nach dem Abkühlen die Teilnehmer probieren lassen.
6. In der Zwischenzeit Muskatnuss in der Mühle mahlen und die Teilnehmer riechen lassen.
7. Zimtstangen in der Mühle mahlen und die Teilnehmer riechen lassen.
8. Die Teilnehmer die Sahne im Becher anfühlen und probieren lassen.
9. Sahne mit dem Schneebesen schlagen und die Teilnehmer probieren lassen.
10. Schokolade-Milch-Mischung und Gewürze in die Küchenmaschine/den Mixer geben und mixen. Die Hände der Teilnehmer auf das Gerät oder den Tisch legen, damit sie die Vibrationen spüren.
11. Die Mischung in die Pfanne geben und bei geringer Wärmezufuhr aufwärmen und danach köcheln lassen.
12. In Tassen füllen und mit Sahne garnieren. Die Teilnehmer riechen und probieren lassen.
13. Nach der Aktivität die Gruppenmitglieder so positionieren, dass sie sich voneinander verabschieden können, indem sie sich anschauen oder die Hand reichen.

Pikanter Tomatensaft

Ziele:

1. Eine gustatorische Erfahrung vermitteln (verschiedene Geschmacksrichtungen).
2. Eine olfaktorische Erfahrung vermitteln (verschiedene Gerüche).
3. Eine taktile Erfahrung vermitteln (verschiedene Materialien/Vibrationen).
4. Eine auditive Erfahrung vermitteln (Geräusche der elektrischen Geräte).
5. Eine interaktive Umgebung fördern.
6. Die Teilnahme an der Aktivität fördern.
7. Den Teilnehmern Gelegenheit geben, Vorlieben und Abneigungen zu äußern.
8. Den Teilnehmern Gelegenheit geben, Entscheidungen zu treffen.
9. Die Teilnehmer zur Betätigung des Schalters ermuntern und ihnen das Prinzip «Ursache-Wirkung» vermitteln.
10. Spaß haben.

Zutaten und Utensilien:

- 6–8 Tomaten
- 1 Zitrone
- Worcestersoße
- Tabascosoße
- Elektromesser
- Elektrischer Entsafter
- Elektrische Küchenmaschine/Mixer
- Adapter
- Schalter
- Küchenbrett
- Tassen
- Löffel.

Vorgehensweise:

1. Die Gruppenmitglieder so positionieren, dass sie einander begrüßen können, indem sie sich anschauen oder die Hand geben.
2. Die Teilnehmer eine Tomate riechen und anfühlen lassen.
3. Die Tomaten mit dem Elektromesser (plus Adapter und Schalter) auf dem Küchenbrett in Stücke schneiden.
4. Die Teilnehmer die Tomaten probieren lassen, sofern niemand von ihnen Essprobleme oder eine Tomatenallergie hat.
5. Die Zitrone einschneiden, damit sich der Duft entfaltet und die Teilnehmer riechen und anfühlen lassen.
6. Zitrone mit dem Entsafter auspressen und die Hände der Teilnehmer auf das Gerät oder den Tisch legen, damit sie die Vibrationen spüren.
7. Die Teilnehmer etwas vom Saft probieren lassen.
8. Die Teilnehmer an der Worcestersoße und der Tabascosoße riechen lassen.
9. Tomaten, ein Esslöffel Zitronensaft, je ein Schuss Worcestersoße und Tabascosoße in die Küchenmaschine/den Mixer geben und gut mixen.
10. Das Getränk in Tassen füllen und die Teilnehmer riechen und probieren lassen.
11. Nach der Aktivität die Gruppenmitglieder so positionieren, dass sie sich voneinander verabschieden können, indem sie sich anschauen oder die Hand reichen.

8.2 Speisen

Aprikosen-Orangen-Mousse

Ziele:

1. Eine gustatorische Erfahrung vermitteln (verschiedene Geschmacksrichtungen).
2. Eine olfaktorische Erfahrung vermitteln (verschiedene Gerüche).
3. Eine taktile Erfahrung vermitteln (verschiedene Materialien/Vibrationen/Temperaturen).
4. Eine auditive Erfahrung vermitteln (Geräusche der elektrischen Geräte).
5. Eine interaktive Umgebung fördern.
6. Die Teilnahme an der Aktivität fördern.
7. Den Teilnehmern Gelegenheit geben, Vorlieben und Abneigungen zu äußern.
8. Den Teilnehmern Gelegenheit geben, Entscheidungen zu treffen.
9. Die Teilnehmer zur Betätigung des Schalters ermuntern und ihnen das Prinzip «Ursache-Wirkung» vermitteln.
10. Spaß haben.

Zutaten und Utensilien:

- 310 ml Aprikosennektar
- 2 Teelöffel feinkörniger Kristallzucker
- 1 Teelöffel Orangenschale
- 3 Teelöffel Gelatine
- 4 Esslöffel Orangensaft
- 2 Orangen
- 190 ml entrahmte Kondensmilch, gekühlt
- Heißes Wasser
- Elektrische Küchenmaschine/Mixer
- Elektrische Reibe
- Elektrischer Dosenöffner
- Elektrischer Entsafter
- Elektromesser
- Schalter

- Adapter
- Küchenbrett
- Schüsseln
- Löffel
- Dessertschüsseln/-gläser.

Vorgehensweise:

1. Die Gruppenmitglieder so positionieren, dass sie einander begrüßen können, indem sie sich anschauen oder die Hand reichen.
2. Die Dose Aprikosennektar mit dem Dosenöffner (plus Adapter und Schalter) öffnen.
3. Die Teilnehmer den Nektar probieren lassen und ihre Reaktionen notieren.
4. Feinkörnigen Kristallzucker in Schüsseln füllen und die Teilnehmer anfühlen und probieren lassen.
5. Die Teilnehmer Orangen riechen und anfühlen lassen.
6. Orangen mit dem Elektromesser (plus Adapter und Schalter) auf dem Küchenbrett vierteln und die Schale entfernen.
7. Orangen mit dem Entsafter auspressen und die Hände der Teilnehmer auf das Gerät oder den Tisch legen, damit sie die Vibrationen spüren.
8. Heißes Wasser in eine Schüssel füllen.
9. Orangensaft in eine kleinere Schüssel füllen und Gelatine darauf verteilen. Diese Schüssel in die Schüssel mit dem heißen Wasser stellen, bis die Gelatine sich aufgelöst hat.
10. Fünf Minuten abkühlen lassen.
11. Mit der Reibe (plus Adapter und Schalter) Schale von den Orangen abreiben.
12. Aprikosennektar, Zucker und Orangenschale zu der abgekühlten Gelatine-Mischung geben. Bei Teilnehmern mit Schluckstörungen die Schale wegelassen.
13. Mit dem Dosenöffner (plus Adapter und Schalter) die Dose mit der entrahmten Kondensmilch öffnen.
14. Die Teilnehmer die Milch probieren lassen.
15. Entrahmte Milch in der Küchenmaschine/im Mixer so lange schlagen, bis sie dickflüssig ist.
16. Milch in das Aprikosengemisch geben, unterziehen und die Teilnehmer das fertige Produkt probieren lassen.
17. Mit dem Löffel in Dessertschüsseln/-gläser füllen und abkühlen lassen, bis es fest ist.
18. Den Teilnehmern die kalte Aprikosen-Orangen-Mousse servieren.
19. Nach der Aktivität die Gruppenmitglieder so positionieren, dass sie sich voneinander verabschieden können, indem sie sich anschauen oder die Hand reichen.

Avocado-Dip

Ziele:

1. Eine gustatorische Erfahrung vermitteln (verschiedene Geschmackrichtungen).
2. Eine olfaktorische Erfahrung vermitteln (verschiedene Gerüche).
3. Eine taktile Erfahrung vermitteln (verschiedene Materialien/Vibrationen).
4. Eine auditive Erfahrung vermitteln (Geräusche der elektrischen Geräte).
5. Eine interaktive Umgebung fördern.
6. Die Teilnahme an der Aktivität fördern.
7. Den Teilnehmern Gelegenheit geben, Vorlieben und Abneigungen zu äußern.
8. Den Teilnehmern Gelegenheit geben, Entscheidungen zu treffen.
9. Die Teilnehmer zur Betätigung des Schalters ermuntern und ihnen das Prinzip «Ursache-Wirkung» vermitteln.
10. Spaß haben.

Zutaten und Utensilien:

- Kleines Paket Rahmkäse
- 1 große Avocado
- 3 Knoblauchzehen
- 1 Zitrone
- Schwarzer Pfeffer
- Elektromesser
- Elektrischer Entsafter
- Elektrische Küchenmaschine

- Adapter
- Schalter
- Küchenbrett
- Schüsseln
- Löffel.

Vorgehensweise:

1. Die Gruppenmitglieder so positionieren, dass sie einander begrüßen können, indem sie sich anschauen oder die Hand reichen.
2. Die Teilnehmer das Paket Rahmkäse anfühlen und den Käse probieren lassen.
3. Die Teilnehmer die Avocado anfühlen und probieren lassen.
4. Die Teilnehmer den Knoblauch anfühlen, riechen und probieren lassen. Knoblauch mit dem Elektromesser (plus Adapter und Schalter) auf dem Küchenbrett zerkleinern.
5. Zitrone einschneiden, damit der Duft sich entfaltet und die Teilnehmer riechen und anfühlen lassen.
6. Zitrone vierteln, die Schale entfernen und mit dem Entsafter (plus Adapter und Schalter) auspressen. Die Hände der Teilnehmer auf das Gerät oder den Tisch legen, damit sie die Vibrationen spüren.
7. Die Teilnehmer Zitronensaft probieren lassen.
8. Avocado, Rahmkäse und Knoblauch in die Küchenmaschine (plus Adapter und Schalter) geben und zu einer cremigen Masse verrühren. Nach Geschmack schwarzen Pfeffer hinzugeben.
9. Zitronensaft auf dem Dip verteilen.
10. Die Teilnehmer den Dip probieren lassen.
11. Nach der Aktivität die Gruppenmitglieder so positionieren, dass sie sich voneinander verabschieden können, indem sie sich anschauen oder die Hand reichen.

Pfefferminzschokoladenschnitte

Diese Aktivität ist nicht für Teilnehmer mit Schluckstörungen geeignet.

Ziele:

1. Eine gustatorische Erfahrung vermitteln (verschiedene Geschmacksrichtungen).
2. Eine olfaktorische Erfahrung vermitteln (verschiedene Gerüche).
3. Eine taktile Erfahrung vermitteln (verschiedene Materialien).
4. Eine auditive Erfahrung vermitteln (Geräusche der elektrischen Geräte).
5. Eine interaktive Umgebung fördern.
6. Die Teilnahme an der Aktivität fördern.
7. Den Teilnehmern Gelegenheit geben, Vorlieben und Abneigungen zu äußern.
8. Den Teilnehmern Gelegenheit geben, Entscheidungen zu treffen.
9. Die Teilnehmer zur Betätigung des Schalters ermuntern und ihnen das Prinzip «Ursache-Wirkung» vermitteln.
10. Spaß haben.

Zutaten und Utensilien:

- 1 Paket normales Teegebäck
- 3 Riegel Schokolade mit Pfefferminzstückchen
- 1 kleine Dose Kondensmilch
- 250 g dunkle Haushaltsschokolade
- 57 g festes Kokosnussöl
- Getrocknete Kokosnuss zum Garnieren
- Backblech
- Elektrische Küchenmaschine
- Elektrischer Dosenöffner
- Elektrische Bratpfanne
- Adapter
- Schalter
- Nudelholz (wahlweise)
- Plastiktüte (wahlweise)
- Schüsseln.

Vorgehensweise:

1. Die Gruppenmitglieder so positionieren, dass sie einander begrüßen können, indem sie sich anschauen oder die Hand reichen.
2. Die Teilnehmer das Paket Teegebäck und die Pfefferminzstückchen anfühlen, riechen und probieren lassen.

3. Teegebäck und Pfefferminzstückchen entweder in der Küchenmaschine (plus Adapter und Schalter) oder, je nach manuellen Fertigkeiten der Teilnehmer, mit einer Plastiktüte und einem Nudelholz zerkleinern.
4. Mit dem Dosenöffner (plus Adapter und Schalter) die Dose Kondensmilch öffnen und die Hände der Teilnehmer auf das Gerät oder den Tisch legen, damit sie die Vibrationen spüren.
5. Die Teilnehmer die Milch riechen, anfühlen und probieren lassen.
6. Milch mit dem Teegebäck und den Pfefferminzstückchen mixen.
7. Die Masse auf dem Backblech verteilen und fest andrücken.
8. Die Teilnehmer Schokolade riechen, anfühlen und probieren lassen.
9. Schokolade und das feste Kokosnussöl auflösen und über der Masse auf dem Backblech verteilen. Mit Kokosnuss garnieren.
10. Das Blech in den Kühlschrank stellen und die Masse fest werden lassen.
11. Nach der Aktivität die Gruppenmitglieder so positionieren, dass sie sich voneinander verabschieden können, indem sie sich anschauen oder die Hand reichen.

Schokoladiger Nachtisch

Ziele:

1. Eine gustorische Erfahrung vermitteln (verschiedene Geschmacksrichtungen).
2. Eine olfaktorische Erfahrung vermitteln (verschiedene Gerüche).
3. Eine taktile Erfahrung vermitteln (verschiede Materialien/Vibrationen/Temperaturen).
4. Eine auditive Erfahrung vermitteln (Geräusche der elektrischen Geräte).
5. Eine interaktive Umgebung fördern.
6. Die Teilnahme an der Aktivität fördern.
7. Den Teilnehmern Gelegenheit geben, Vorlieben und Abneigungen zu äußern.
8. Den Teilnehmern Gelegenheit geben, Entscheidungen zu treffen.
9. Die Teilnehmer zur Betätigung des Schalters ermuntern und ihnen das Prinzip «Ursache-Wirkung» vermitteln.
10. Spaß haben.

Zutaten und Utensilien:

- 125 g normale Schokolade und eine Extraportion zum Garnieren
- 3 Esslöffel Brandy
- 284 ml Sahne (Doppelrahmstufe, gekühlt)
- 2 Eiklar
- Schokolade zum Garnieren
- Elektrische Bratpfanne
- Elektrischer Schneebesen
- Elektrische Reibe
- Elektromesser
- Elektrische Küchenmaschine
- Adapter
- Schalter
- Küchenbrett
- Tabletts
- Löffel
- Kleine Gläser/Schüsseln
- Kleine leichte Kanne.

Vorgehensweise:

1. Die Gruppenmitglieder so positionieren, dass sie einander begrüßen können, indem sie sich anschauen oder die Hand reichen.
2. Die Teilnehmer die Verpackung der Schokolade untersuchen lassen.
3. Schokolade mit dem Elektromesser (plus Adapter und Schalter) auf dem Küchenbrett in Würfel schneiden. Die Teilnehmer riechen und probieren lassen.
4. Die Teilnehmer den Brandy riechen und probieren lassen. Teilnehmern, die Medikamente einnehmen, keinen Brandy anbieten.
5. Die Teilnehmer die Temperatur der gekühlten Sahne im Topf fühlen lassen.

6. Schokolade in der Küchenmaschine zerkleinern. Die Hände der Teilnehmer auf das Gerät oder den Tisch legen, damit sie die Vibrationen spüren.
7. Zerkleinerte Schokolade und Brandy in die Pfanne geben und vorsichtig auflösen.
8. Sahne mit dem Schneebesen (plus Adapter und Schalter) schlagen.
9. Die Teilnehmer die Eier anfühlen lassen.
10. Eiklar und Eidotter trennen. Eiklar separieren, die Eidotter auf ein Tablett legen und die Teilnehmer anfühlen lassen.
11. Eiklar mit dem Schneebesen steif schlagen und die Teilnehmer anfühlen lassen.
12. Aufgelöste Schokolade und geschlagene Sahne in der Küchenmaschine mixen.
13. Eiklar hinzufügen und unterheben.
14. Schokolade mit der Reibe (plus Adapter und Schalter) reiben.
15. Die Masse in die Kanne und dann koaktiv in die Gläser/Schüsseln füllen.
16. Die geriebene Schokolade darüber streuen und genießen!
17. Nach der Aktivität die Gruppenmitglieder so positionieren, dass sie sich voneinander verabschieden können, indem sie sich anschauen oder die Hand reichen.

Weihnachtsbaum-Mürbegebäck

Ziele:

1. Eine gustatorische Erfahrung vermitteln (verschiedene Geschmacksrichtungen).
2. Eine olfaktorische Erfahrung vermitteln (verschiedene Gerüche).
3. Eine taktile Erfahrung vermitteln (verschiedene Materialien).
4. Eine auditive Erfahrung vermitteln (Geräusche der elektrischen Geräte, Schokoladenverpackung und Silberfolie).
5. Eine visuelle Erfahrung vermitteln (Anblick der Silberfolie und des farbigen Seidenpapiers).
6. Eine interaktive Umgebung fördern.
7. Die Teilnahme an der Aktivität fördern.
8. Den Teilnehmern Gelegenheit geben, Vorlieben und Abneigungen zu äußern.
9. Den Teilnehmern Gelegenheit geben, Entscheidungen zu treffen.
10. Die Teilnehmer zur Betätigung des Schalters ermuntern und ihnen das Prinzip «Ursache-Wirkung» vermitteln.
11. Spaß haben.

Zutaten und Utensilien:

- 2 Tassen normales Mehl
- 2 Esslöffel Reismehl
- ⅓ Tasse Zuckerguss
- 250 g Butter
- Folgende Geschmacksvarianten stehen zur Wahl:
  - Pfefferminzaroma
  - Mandelaroma
  - Orangenschale (sehr fein gerieben)
  - getrocknete Kokosnuss (mit einem Sprachtherapeuten abklären, ob die Teilnehmer sie essen können)
  - Schokolade
- Silberkugeln
- Spritzbeutel, mit dessen kleiner Tülle man dünne Linien ziehen oder schreiben kann
- Elektrische Küchenmaschine
- Adapter
- Schalter
- Nudelholz (wahlweise)
- Schüsseln
- Frischhaltefolie
- Ausstechform (Weihnachtsbaum)
- Backblech und Backpapier oder Ölspray
- Fleischspieß
- Glitzerband
- Drahtgeflecht zum Abkühlen.

Vorgehensweise:

1. Die Gruppenmitglieder so positionieren, dass sie einander begrüßen können, indem sie sich anschauen oder die Hand reichen.
2. Küchenmaschine mit dem Adapter verbinden und den Schalter anbringen.

3. Mehl, Reismehl und Zuckerguss in die Küchenmaschine geben, den Schalter betätigen und mixen. Die Hände der Teilnehmer auf das Gerät oder den Tisch legen, damit sie die Vibrationen spüren.
4. Butter in die Küchenmaschine geben, Schalter betätigen und mixen.
5. Wenn die Zeit ausreicht, die Teigmasse in Frischhaltefolie einpacken und 20 Minuten in den Kühlschrank stellen.
6. Während der Teig abkühlt, die Teilnehmer die Zutaten riechen, anfühlen und probieren lassen und ihnen helfen, auch das Glitzerband anzuschauen und anzufühlen.
7. Den Teig auf den Tisch werfen und mit den Händen oder dem Nudelholz ausrollen.
8. Mit der Ausstechform Figuren aus dem Teig ausstechen. Mit vertikalen oder T-förmigen Griffen wird das Ausstechen leichter.
9. Mit dem Fleischspieß ein Loch in die Spitze der Figuren stechen (sollten die feinmotorischen Fähigkeiten der Teilnehmer nicht ausreichen, müssen die Unterstützer dies übernehmen).
10. Die Figuren auf das Backblech legen und im Ofen bei 160° C 10–15 Minuten backen.
11. In der Zwischenzeit aufräumen.
12. Wenn die Figuren fertig sind, das Backblech 5 Minuten stehen lassen, damit sie fest werden und dann zum Abkühlen auf das Drahtgeflecht stellen.
13. Zur Dekoration die Ränder mit Zuckerguss verzieren und mit Silberkugeln und Silberband dekorieren (sollten die feinmotorischen Fähigkeiten der Teilnehmer nicht ausreichen, müssen die Unterstützer dies übernehmen).
14. Nach der Aktivität die Gruppenmitglieder so positionieren, dass sie sich voneinander verabschieden können, indem sie sich anschauen oder die Hand reichen.

Currypaste

Ziele:

1. Eine gustatorische Erfahrung vermitteln (verschiedene Geschmacksrichtungen).
2. Eine olfaktorische Erfahrung vermitteln (verschiedene Gerüche).
3. Eine taktile Erfahrung vermitteln (verschiedene Materialien).
4. Eine auditive Erfahrung vermitteln (Geräusche der elektrischen Geräte).
5. Eine interaktive Umgebung fördern.
6. Die Teilnahme an der Aktivität fördern.
7. Den Teilnehmern Gelegenheit geben, ihre Vorlieben und Abneigungen zu äußern.
8. Den Teilnehmern Gelegenheit geben, Entscheidungen zu treffen.
9. Die Teilnehmer zur Betätigung des Schalters ermuntern und ihnen das Prinzip «Ursache-Wirkung» vermitteln.
10. Spaß haben.

Zutaten und Utensilien:

- 1 Teelöffel gemahlener Zimt
- 6 rote Chilischoten ohne Stängel
- 6 Knoblauchzehen
- 2 Zwiebeln
- 2 cm^3 frischer Ingwer
- 2 Stängel Zitronengras oder die Schale einer halben Zitrone
- 1 Esslöffel gemahlener Koriander
- 1 Esslöffel gemahlener Kreuzkümmel
- ¼ Teelöffel gemahlene Gewürznelken
- ¼ Teelöffel gemahlener Kardamom
- ¼ Teelöffel gemahlener schwarzer Pfeffer
- Elektromesser
- Elektrische Bratpfanne
- Elektrische Mühle
- Elektrische Reibe
- Elektrische Küchenmaschine
- Adapter
- Schalter
- Küchenbrett
- Schüsseln
- Löffel

- Gefäße mit Deckel
- Dekoration (verschiedenartige Bänder)
- Weiße Etiketten
- UV-Lampe.

Vorgehensweise:

1. Die Gruppenmitglieder so positionieren, dass sie einander begrüßen können, indem sie sich anschauen oder die Hand reichen.
2. Die Teilnehmer Chilischoten, Knoblauch, Zwiebeln, Ingwer, Zitronengras/Zitrone riechen und anfühlen lassen und darauf achten, dass sie sich nach dem Kontakt mit den Chilischoten nicht die Augen reiben.
3. Mit dem Elektromesser (plus Adapter und Schalter) auf dem Küchenbrett Ingwer in Stücke schneiden und die Zwiebeln vierteln. Die Hände der Teilnehmer auf das Gerät oder den Tisch legen, damit sie die Vibrationen spüren und sie Ingwer und Zwiebeln probieren lassen.
4. Chilischoten, Knoblauch, Zwiebeln, Ingwer und Zitronengras in der Küchenmaschine mixen.
5. Wird statt Zitronengras eine Zitrone verwendet, die Schale einschneiden, damit sich der Duft entfaltet und die Teilnehmer riechen und anfühlen lassen. Mit der elektrischen Reibe Schale abreiben und die Teilnehmer etwas Zitrone probieren lassen.
6. Die Teilnehmer alle restlichen Gewürze riechen, probieren und anfühlen lassen.
7. Wenn die Zeit reicht, Gewürze in der Mühle mahlen anstatt fertig gemahlene zu kaufen.
8. Alle restlichen Gewürze in die Pfanne geben und bei geringer Wärmezufuhr 2–3 Minuten rühren. Die Teilnehmer auf den angenehmen Duft der gerösteten Gewürze aufmerksam machen.
9. Gewürze vom Herd nehmen, etwas abkühlen lassen und zu den anderen Zutaten in die Küchenmaschine geben.
10. Die Zutaten mixen, bis sie cremig sind. Die Teilnehmer die Paste riechen und probieren lassen.
11. Die Teilnehmer die Bänder anfühlen und anschauen lassen.
12. Die weißen Etiketten unter der UV-Lampe betrachten.
13. Die Paste in kleine Gefäße füllen und dekorieren. Im Kühlschrank aufbewahren.
14. Nach der Aktivität die Gruppenmitglieder so positionieren, dass sie sich voneinander verabschieden können, indem sie sich anschauen oder die Hand reichen.

Einen einfachen Kuchen verzieren

Ziele:

1. Eine gustatorische Erfahrung vermitteln (verschiedene Geschmacksrichtungen).
2. Eine olfaktorische Erfahrung vermitteln (verschiedene Gerüche).
3. Eine taktile Erfahrung vermitteln (verschiedene Materialien).
4. Eine interaktive Umgebung fördern.
5. Die Teilnahme an der Aktivität fördern.
6. Den Teilnehmern Gelegenheit geben, Vorlieben und Abneigungen zu äußern.
7. Den Teilnehmern Gelegenheit geben, Entscheidungen zu treffen.
8. Spaß haben.

Zutaten und Utensilien:

- Ein einfacher Kuchen
- Lebensmittelfarbe
- Zuckerguss
- Rosenwasser
- Engelwurz
- Pfefferminzblätter
- Silberkugeln
- Liebesperlen
- Schokoladenstreusel
- Glasierte Kirschen
- Großer Teller
- Schüsseln
- Löffel
- Messer
- Kleine Kanne.

Vorgehensweise:

1. Die Gruppenmitglieder so positionieren, dass sie einander begrüßen können, indem sie sich anschauen oder die Hand reichen.
2. Kuchen auf den großen Teller legen.
3. Zutaten zum Verzieren in Schüsseln legen und die Teilnehmer riechen, anfühlen und probieren lassen. Mit einem Sprachtherapeuten klären, ob alle Teilnehmer diese Zutaten essen können (z. B. die Silberkugeln).
4. Zuckerguss mit der kleinen Kanne koaktiv in eine Schüssel füllen und die Teilnehmer anfühlen und probieren lassen.
5. Zuckerguss in kleinere Schüsseln füllen und verschiedene Lebensmittelfarben hinzufügen. Notieren, ob die Teilnehmer bestimmte Farben bevorzugen.
6. Die Teilnehmer Rosenwasser riechen und probieren lassen. Signalisieren sie, dass sie es mögen, zu dem Zuckerguss geben.
7. Kuchen mit Zuckerguss und den anderen Dingen verzieren.
8. Die Teilnehmer auswählen lassen, womit und wie sie den Kuchen verzieren wollen. Alternativ jedem Teilnehmer einen Kuchen geben, den er/sie selbst verzieren kann.
9. Nach der Aktivität die Gruppenmitglieder so positionieren, dass sie sich voneinander verabschieden können, indem sie sich anschauen oder die Hand reichen.

Gefrorener Apfel

Hinweis: Die Flüssigkeit braucht Zeit zum Gefrieren.

Ziele:

1. Eine gustatorische Erfahrung vermitteln (verschiedene Geschmacksrichtungen).
2. Eine olfaktorische Erfahrung vermitteln (verschiedene Gerüche).
3. Eine taktile Erfahrung vermitteln (verschiedene Materialien/Temperaturen).
4. Eine auditive Erfahrung vermitteln (Geräusche der elektrischen Geräte)
5. Eine interaktive Umgebung fördern.
6. Die Teilnahme an der Aktivität fördern.
7. Den Teilnehmern Gelegenheit geben, Vorlieben und Abneigungen zu äußern.
8. Den Teilnehmers Gelegenheit geben, Entscheidungen zu treffen.
9. Die Teilnehmer zur Betätigung des Schalters ermuntern und ihnen das Prinzip «Ursache-Wirkung» vermitteln.
10. Spaß haben.

Zutaten und Utensilien:

- ¼ Tasse Zucker
- ½ Tasse Wasser
- 1 Esslöffel Brandy
- 500 ml ungesüßter Apfelsaft
- 2 Esslöffel frische Minze
- 1 Eiklar
- Elektrische Küchenmaschine/Mixer
- Elektrischer Entsafter
- Elektromesser
- Elektrische Bratpfanne
- Adapter
- Schalter
- Küchenbrett
- Plastiktüte
- Schale für Eiswürfel
- Aluminiumfolie
- Schüsseln
- Löffel.

Variante 2:

- Orangen (2 Tassen Saft werden gebraucht)
- Pampelmuse (½ Tasse Saft wird gebraucht)

Vorgehensweise:

1. Die Gruppenmitglieder so positionieren, dass sie einander begrüßen können, indem sie sich anschauen oder die Hand reichen.
2. Zucker in eine Schüssel geben und die Teilnehmer anfühlen und probieren lassen.
3. Die Teilnehmer Brandy riechen und probieren lassen, sofern sie keine Medikamente einnehmen.

4. Zucker, Wasser und Brandy in die Pfanne (plus Adapter und Schalter) geben und einen Teilnehmer bitten, sie durch Betätigung seines Schalters zu aktivieren.
5. Bei mittlerer Wärmezufuhr köcheln lassen und rühren, bis der Zucker sich aufgelöst hat.
6. Aufkochen, dann die Wärmezufuhr reduzieren und ohne zu rühren 5 Minuten köcheln lassen, bis die Flüssigkeit eindickt. Auf Zimmertemperatur abkühlen lassen.
7. Während die Flüssigkeit weiter eindickt und abkühlt, die Teilnehmer Apfelsaft riechen und probieren lassen.
8. Die Teilnehmer Minze riechen und anfühlen lassen.
9. Minze mit dem Elektromesser (plus Adapter und Schalter) auf dem Küchenbrett sehr klein schneiden.
10. Apfelsaft, Minze und erkalteten Zuckersirup in die Küchenmaschine/den Mixer geben und alles gut mixen. Die Hände der Teilnehmer auf das Gerät oder den Tisch legen, damit sie die Vibrationen spüren.
11. Die Teilnehmer die Flüssigkeit probieren lassen.
12. Flüssigkeit in die Eiswürfelschale gießen, mit Aluminiumfolie abdecken und ins Gefrierfach stellen, bis sie gefroren ist.
13. Die Teilnehmer die Aluminiumfolie anfühlen und untersuchen lassen.
14. Eiklar im Mixer/in der Küchenmaschine (plus Adapter und Schalter) steif schlagen.
15. Die Teilnehmer anfühlen lassen.
16. Die gefrorene Flüssigkeit aus dem Eiswürfelfach nehmen, einige Würfel in die Plastiktüte legen und die Teilnehmer die Tüte anfühlen lassen.
17. Die gefrorene Flüssigkeit im Mixer/in der Küchenmaschine (plus Adapter und Schalter) zerkleinern.
18. Steiffgeschlagenes Eiklar unterheben.
19. Die Teilnehmer probieren lassen.
20. Nach der Aktivität die Gruppenmitglieder so positionieren, dass sie sich voneinander verabschieden können, indem sie sich anschauen oder die Hand reichen.

Anstatt Apfelsaft und Minze können auch (mit dem elektrischen Entsafter ausgepresst) Orangen- und Pampelmusensaft verwendet werden.

Fruchtige Käserolle

Diese Aktivität ist nicht geeignet für Teilnehmer mit Essproblemen.

Ziele:

1. Eine gustatorische Erfahrung vermitteln (verschiedene Geschmacksrichtungen).
2. Eine olfaktorische Erfahrung vermitteln (verschiedene Gerüche).
3. Eine taktile Erfahrung vermitteln (verschiedene Materialien/Vibrationen).
4. Eine auditive Erfahrung vermitteln (Geräusche der elektrischen Geräte).
5. Eine interaktive Umgebung fördern.
6. Die Teilnahme an der Aktivität fördern.
7. Den Teilnehmern Gelegenheit geben, Vorlieben und Abneigungen zu äußern.
8. Den Teilnehmern Gelegenheit geben, Entscheidungen zu treffen.
9. Die Teilnehmer zur Betätigung des Schalters ermuntern und ihnen das Prinzip «Ursache-Wirkung» vermitteln.
10. Spaß haben.

Zutaten und Utensilien:

- 250 g Sahnekäse
- ¼ Tasse Sultaninen
- ½ Tasse zerkleinerte getrocknete Aprikosen
- ½ Tasse würziger Käse
- 1 Esslöffel Schalenmischung
- 2 Esslöffel süßer Sherry
- 1 Zitrone (1 Teelöffel abgeriebene Zitronenschale für das Rezept)
- ¾ Tasse Mohnsamen
- Elektrische Küchenmaschine

- Elektromesser
- Elektrische Reibe
- Adapter
- Schalter
- Küchenbrett Schüsseln
- Löffel.

Vorgehensweise:

1. Die Gruppenmitglieder so positionieren, dass sie einander begrüßen können, indem sie sich anschauen oder die Hand reichen.
2. Zitrone einschneiden, damit der Duft sich entfaltet und die Teilnehmer riechen und anfühlen lassen.
3. Mit dem Elektromesser (plus Adapter und Schalter) Zitrone auf dem Küchenbrett abschälen und die Schale in kleine Stücke schneiden.
4. Würzigen Käse mit der Reibe (plus Adapter und Schalter) reiben und die Teilnehmer probieren lassen.
5. Sahnekäse und würzigen Käse in der Küchenmaschine (plus Adapter und Schalter) glatt rühren. Die Hände der Teilnehmer auf das Gerät oder den Tisch legen, damit sie die Vibrationen spüren.
6. Die Teilnehmer koaktiv unterstützen, Zitronenschale, Schalenmischung, Sherry und Früchte hinzuzufügen und mit dem Käse zu vermischen.
7. Die Masse in den Kühlschrank stellen und fest werden lassen.
8. In der Zwischenzeit die Teilnehmer die restlichen Zutaten riechen, probieren und anfühlen lassen.
9. Die Masse zu einer Rolle oder kleinen Kugeln formen. Mohnsamen auf ein Tablett oder in eine Schüssel geben und die Rolle darin wälzen.
10. Abdecken und bis zu vier Tage im Kühlschrank aufbewahren.
11. Nach der Aktivität die Gruppenmitglieder so positionieren, dass sie sich voneinander verabschieden können, indem sie sich anschauen oder die Hand reichen.

Fondant

Die Herstellung des Fondants und der Körbe kann auf zwei Aktivitäten verteilt werden.

Ziele:

1. Eine gustatorische Erfahrung vermitteln (verschiedene Geschmacksrichtungen).
2. Eine olfaktorische Erfahrung vermitteln (verschiedene Gerüche).
3. Eine taktile Erfahrung vermitteln (verschiedene Materialien).
4. Eine auditive Erfahrung vermitteln (Geräusche der elektrischen Geräte, Schokoladenverpackungen und Silberfolie).
5. Eine visuelle Erfahrung vermitteln (Anblick der Silberfolie und des farbigen Seidenpapiers).
6. Eine interaktive Umgebung fördern.
7. Die Teilnahme an der Aktivität fördern.
8. Den Teilnehmern Gelegenheit geben, Vorlieben und Abneigungen zu äußern.
9. Den Teilnehmern Gelegenheit geben, Entscheidungen zu treffen.
10. Die Teilnehmer zur Betätigung des Schalters ermuntern und ihnen das Prinzip «Ursache-Wirkung» vermitteln.
11. Spaß haben.

Zutaten und Utensilien:

- 250 g dunkle Schokolade
- 250 g Vollmilchschokolade
- 1 kleine Dose Kondensmilch
- 60 g Butter
- Pfefferminzaroma
- Vanillearoma
- Orangenaroma oder Cointreau
- Sultaninen
- Elektromesser
- Elektrischer Dosenöffner
- Adapter
- Schalter
- Küchenbrett
- Mikrowellengeeignete Schüssel

- Mikrowelle
- Backbleche
- Silberfolie
- Löffel
- Schüsseln
- Kleine Drahtkörbe
- Butterbrotpapier
- Farbiges Seidenpapier
- «Hergestellt von»-Stempel mit großem Griff
- Weiße Etiketten
- UV-Lampe
- Bänder (farbig, silber/gold, glitzernd)

Vorgehensweise:

Aktivität 1: Fondant

1. Die Gruppenmitglieder so positionieren, dass sie einander begrüßen können, indem sie sich anschauen oder die Hand reichen.
2. Die Teilnehmer die verpackte Schokolade anfühlen und die Geräusche hören lassen, die entstehen, wenn die Verpackung zusammengedrückt wird.
3. Mit dem Elektromesser (plus Adapter und Schalter) die Schokolade auf dem Küchenbrett in kleine Würfel schneiden. Die Hände der Teilnehmer auf das Gerät oder den Tisch legen, damit sie die Vibrationen spüren.
4. Mit dem elektrischen Dosenöffner (plus Adapter und Schalter) die Dose Kondensmilch öffnen.
5. Die Teilnehmer die Kondensmilch riechen und probieren lassen.
6. Die Teilnehmer die Aromen riechen lassen.
7. Die Teilnehmer Cointreau riechen und probieren lassen, sofern sie keine Medikamente einnehmen.
8. Schokolade, Kondensmilch und Butter in die mikrowellengeeignete Schüssel geben und ca. 3 Minuten in die Mikrowelle stellen, damit sich alles verflüssigt. Die Zeit je nach Mikrowelle variieren: Die Schokolade darf nicht zu heiß werden, sonst wird sie hart und klumpig. Anstatt Schokolade können Vanille und Sultaninen verwendet werden, sofern keiner der Teilnehmer Essprobleme hat.
9. Die Masse in drei Portionen aufteilen: eine mit Pfefferminzaroma, eine mit Vanillearoma und eine mit Orangenaroma oder Cointreau.
10. Die Teilnehmer von jeder Sorte probieren lassen.
11. Silberfolie auf die Backbleche legen und den Fondant in Dosen füllen. In den Kühlschrank stellen und fest werden lassen.
12. Die Teilnehmer die Silberfolie untersuchen lassen.
13. Nach der Aktivität die Gruppenmitglieder so positionieren, dass sie sich voneinander verabschieden können, indem sie sich anschauen oder die Hand reichen.

Aktivität 2: Körbe

1. Die Gruppenmitglieder so positionieren, dass sie einander begrüßen können, indem sie sich anschauen oder die Hand reichen.
2. Die Teilnehmer Silberfolie, farbiges Seidenpapier und Butterbrotpapier anschauen und anfühlen lassen.
3. Die weißen Etiketten unter der UV-Lampe betrachten.
4. «Hergestellt von» auf die Etiketten stempeln und die Namen darauf schreiben.
5. Die Teilnehmer das Band anschauen und anfühlen lassen.
6. Die Teilnehmer die Körbe anschauen und anfühlen lassen.
7. Die Körbe mit den Bändern dekorieren und ein Etikett auf den Boden des Korbes kleben.
8. Sobald der Fondant fest geworden ist, von der Silberfolie nehmen und in kleine Vierecke schneiden.
9. Die Teilnehmer den Fondant probieren lassen und notieren, welche Sorte sie bevorzugen.
10. Körbe mit Seidenpapier auskleiden, Butterbrotpapier auf die Böden legen und den Fondant darauf legen. Die Körbe an die Teilnehmer verschenken.

11. Nach der Aktivität die Gruppenmitglieder so positionieren, dass sie sich voneinander verabschieden können, indem sie sich anschauen oder die Hand reichen.

Pampelmusen-Sorbet

Hinweis: Diese Speise braucht Zeit zum Gefrieren.

Ziele:

1. Eine gustatorische Erfahrung vermitteln (verschiedene Geschmacksrichtungen).
2. Eine olfaktorische Erfahrung vermitteln (verschiedene Gerüche).
3. Eine taktile Erfahrung vermitteln (verschiedene Materialien/Temperaturen).
4. Eine auditive Erfahrung vermitteln (Geräusche der elektrischen Geräte).
5. Eine interaktive Umgebung fördern.
6. Die Teilnahme an der Aktivität fördern.
7. Den Teilnehmern Gelegenheit geben, Vorlieben und Abneigungen zu äußern.
8. Den Teilnehmern Gelegenheit geben, Entscheidungen zu treffen.
9. Die Teilnehmer zur Betätigung des Schalters ermuntern und ihnen das Prinzip «Ursache-Wirkung» vermitteln.
10. Spaß haben.

Zutaten und Utensilien:

- 28 g Honig
- 300 ml Wasser
- 2 Dosen (450 g) Pampelmusenstücke in eigenem Saft
- 150 ml Zitronensaft
- Abgeriebene Schale von 2 Zitronen
- 2 Eiklar
- Einige Zweige Minze zur Dekoration
- Elektrischer Dosenöffner
- Elektrischer Entsafter
- Elektrische Reibe
- Elektrische Bratpfanne
- Elektrischer Schneebesen
- Adapter
- Schalter
- Sieb
- Schüsseln
- Löffel

Vorgehensweise:

1. Die Gruppenmitglieder so positionieren, dass sie einander begrüßen können, indem sie sich anschauen oder die Hand reichen.
2. Mit dem Dosenöffner (plus Adapter und Schalter) die Dosen mit Pampelmusen öffnen.
3. Die Teilnehmer Stücke und Saft riechen und probieren lassen.
4. Zitronen einschneiden, damit der Duft sich entfaltet und die Teilnehmer riechen und anfühlen lassen.
5. Zitronen mit dem Entsafter (plus Adapter und Schalter) auspressen und die Teilnehmer den Saft probieren lassen.
6. Mit der Reibe (plus Adapter und Schalter) die Schale von den Zitronen abreiben. Die Hände der Teilnehmer auf das Gerät oder den Tisch legen, damit sie die Vibrationen spüren.
7. Honig in die Schüsseln füllen und die Teilnehmer riechen, anfühlen und probieren lassen.
8. Die Teilnehmer die Minze riechen, anfühlen und probieren lassen.
9. Die Teilnehmer die Eier anfühlen lassen. Eiklar und Dotter trennen und die Teilnehmer die Dotter anfühlen lassen.
10. Honig und Wasser in die Pfanne geben, langsam aufkochen und dann 5 Minuten köcheln lassen.
11. Herd abschalten und das Gemisch etwas abkühlen lassen.
12. Pampelmusensaft einer Dose abgießen.
13. Mit dem Schneebesen (plus Adapter und Schalter) Pampelmusensaft, mit Wasser verdünnten Honig, Zitronensaft und Zitronenschale mixen.

14. Flüssigkeit im Gefrierfach halb gefrieren lassen.
15. Eiklar steif schlagen und unter die Flüssigkeit heben.
16. Wieder ins Gefrierfach stellen, bis die Flüssigkeit fest ist.
17. Das Sorbet auf einem Bett aus Pampelmusenstücken servieren und mit Minzezweigen garnieren.
18. Nach der Aktivität die Gruppenmitglieder so positionieren, dass sie sich voneinander verabschieden können, indem sie sich anschauen oder die Hand reichen.

Hummus

Ziele:

1. Eine olfaktorische Erfahrung vermitteln (verschiedene Gerüche).
2. Eine gustatorische Erfahrung vermitteln (verschiedene Geschmacksrichtungen).
3. Eine taktile Erfahrung vermitteln (verschiedene Materialien/Vibrationen).
4. Eine auditive Erfahrung vermitteln (Geräusche der elektrischen Geräte).
5. Eine interaktive Umgebung fördern.
6. Die Teilnahme an der Aktivität fördern.
7. Den Teilnehmern Gelegenheit geben, Vorlieben und Abneigungen zu äußern.
8. Die Teilnehmer zur Betätigung des Schalters ermuntern und ihnen das Prinzip «Ursache-Wirkung» vermitteln.
9. Spaß haben.

Zutaten und Utensilien:

- 425 g kleine Erbsen (Dose)
- Knoblauchzehen (1 Knoblauchzehe, geschält und zerdrückt, für das Rezept)
- 1 Esslöffel Olivenöl
- 2 Teelöffel Tahini
- 1 Zitrone (2–3 Teelöffel Saft für das Rezept)
- Salz und Pfeffer
- Paprika
- Adapter
- Schalter
- Elektrischer Dosenöffner
- Elektromesser
- Elektrischer Entsafter
- Elektrische Küchenmaschine/Mixer
- Küchenbrett
- Kleine Gefäße mit Deckel
- Etiketten
- UV-Lampe
- «Hergestellt von»-Stempel mit großem Griff

Vorgehensweise:

1. Die Gruppenmitglieder so positionieren, dass sie einander begrüßen können, indem sie sich anschauen oder die Hand reichen.
2. Mit dem Dosenöffner (plus Adapter und Schalter) die Dose Erbsen öffnen.
3. Flüssigkeit abgießen (und auffangen). Einen Teil der Erbsen in eine Schüssel füllen und die Teilnehmer anfühlen lassen. Den Rest in die Küchenmaschine/den Mixer geben.
4. So viel von der abgegossenen Flüssigkeit hinzufügen, dass ein dicker cremiger Brei entsteht und mixen (plus Adapter und Schalter).
5. Die Teilnehmer Knoblauch riechen und probieren lassen. Eine zerdrückte Knoblauchzehe in den Erbsenbrei geben und mixen.
6. Die Teilnehmer Tahini riechen und probieren lassen. Zwei Teelöffel Tahini und einen Esslöffel Olivenöl zu dem Erbsenbrei geben und mixen.
7. Die Teilnehmer die Zitrone riechen und anfühlen lassen. Die Zitrone vorher einschneiden, damit sich der Duft entfaltet.
8. Mit dem Elektromesser (plus Adapter und Schalter) Zitrone auf dem Küchenbrett halbieren und die Teilnehmer riechen lassen
9. Zitrone mit dem Entsafter auspressen. Die Hände der Teilnehmer auf das Gerät oder den Tisch legen, damit sie die Vibrationen spüren.

10. Die Teilnehmer etwas Zitronensaft probieren lassen; um den Brei pikanter zu machen, zwei oder drei Teelöffel Zitronensaft dazugeben und mixen.
11. Nach Geschmack Pfeffer und Salz hinzufügen und mixen.
12. Die Teilnehmer Paprika riechen und probieren lassen. Über den Hummus streuen.
13. Die Teilnehmer Hummus probieren lassen, den Rest in Gläser füllen und an die Teilnehmer verschenken.
14. Weiße Etiketten unter der UV-Lampe betrachten.
15. Zutaten auf die Etiketten schreiben, mit dem Stempel «Hergestellt von» versehen und die Etiketten auf die Gläser kleben.
16. Nach der Aktivität die Gruppenmitglieder so positionieren, dass sie sich voneinander verabschieden können, indem sie sich anschauen oder die Hand reichen.

Füllung für indische Samosas

Ziele:

1. Eine gustatorische Erfahrung vermitteln (verschiedene Geschmacksrichtungen).
2. Eine olfaktorische Erfahrung vermitteln (verschiedene Gerüche).
3. Eine taktile Erfahrung vermitteln (verschiedene Materialien).
4. Eine auditive Erfahrung vermitteln (Geräusche der elektrischen Geräte).
5. Eine interaktive Umgebung fördern.
6. Die Teilnahme an der Aktivität fördern.
7. Den Teilnehmern Gelegenheit geben, Vorlieben und Abneigungen zu äußern.
8. Den Teilnehmern Gelegenheit geben, Entscheidungen zu treffen.
9. Die Teilnehmer zur Betätigung des Schalters ermuntern und ihnen das Prinzip «Ursache-Wirkung» vermitteln.
10. Spaß haben.

Zutaten und Utensilien:

Dieses Rezept ergibt 36 Samosas. Für kleinere Gruppen entsprechend weniger nehmen.

- 1 Esslöffel Öl
- 500 g Gehacktes (Steak oder Lamm)
- 2 Stücke (5 cm) grüner Ingwer
- 2 Knoblauchzehen
- 1 große Zwiebel
- Pfeffer und Salz
- 1 Teelöffel Garam Masala
- ½ Teelöffel Kurkuma
- ¼ Teelöffel Chilipulver
- 1 Tasse Wasser
- Adapter
- Schalter
- Küchenbrett
- Elektromesser
- Elektrische Küchenmaschine
- Elektrische Bratpfanne
- Kleine Kanne
- Schüsseln
- Teelöffel
- Holzlöffel.

Vorgehensweise:

1. Die Gruppenmitglieder so positionieren, dass sie einander begrüßen können, indem sie sich anschauen oder die Hand geben.
2. Die Teilnehmer Ingwer anfühlen, riechen und probieren lassen.
3. Die Teilnehmer Knoblauch anfühlen, riechen und probieren lassen
4. Die Teilnehmer die Zwiebel anfühlen und riechen lassen.
5. Die Teilnehmer Garam Masala, Kurkuma und Chilipulver riechen und probieren lassen (nur sehr kleine Mengen).
6. Die Teilnehmer Pfeffer und Salz riechen und probieren lassen.
7. Ingwer schälen und in der Küchenmaschine (plus Adapter und Schalter) sehr fein schneiden oder reiben. Die Hände der Teilnehmer auf das Gerät oder den Tisch legen, damit sie die Vibrationen spüren.

8. Knoblauch schälen und mit dem Elektromesser auf dem Küchenbrett oder in der Küchenmaschine (plus Adapter und Schalter) sehr fein schneiden.
9. Zwiebel mit dem Elektromesser vierteln.
10. Die Viertel in der Küchenmaschine (plus Adapter und Schalter) fein würfeln und die Teilnehmer riechen und probieren lassen.
11. Öl in der Bratpfanne erhitzen, Fleisch hinzufügen und mit dem Holzlöffel rühren, bis es goldbraun ist. Ingwer, Knoblauch, Zwiebel, Gewürze und die restlichen Zutaten hinzufügen.
12. Die Teilnehmer koaktiv unterstützen, Wasser mit der kleinen Kanne in die Bratpfanne zu gießen und mit dem Inhalt zu vermengen.
13. Alles aufkochen lassen, Wärmezufuhr reduzieren und 25–30 Minuten weiter köcheln lassen oder so lange, bis die Flüssigkeit nahezu vollständig verdampft ist. In der Zwischenzeit aufräumen.
14. Die Teilnehmer die Füllung probieren lassen und ihre Reaktionen notieren.
15. Alternativ die Teilnehmer während der Kochzeit die einzelnen Zutaten riechen, anfühlen und probieren lassen.
16. Nach der Aktivität die Gruppenmitglieder so positionieren, dass sie sich voneinander verabschieden können, indem sie sich anschauen oder die Hand reichen.

Creme aus Zitrone und Passionsfrucht

Für Teilnehmer mit Schluckstörungen sind Äpfel und Birnen besser geeignet.

Ziele:

1. Eine gustatorische Erfahrung vermitteln (verschiedene Geschmacksrichtungen).
2. Eine olfaktorische Erfahrung vermitteln (verschiedene Gerüche).
3. Eine taktile Erfahrung vermitteln (verschiedene Materialien).
4. Eine auditive Erfahrung vermitteln (Geräusche der elektrischen Geräte).
5. Eine interaktive Umgebung fördern.
6. Die Teilnahme an der Aktivität fördern.
7. Den Teilnehmern Gelegenheit geben, Vorlieben und Abneigungen zu äußern.
8. Den Teilnehmern Gelegenheit geben, Entscheidungen zu treffen.
9. Die Teilnehmer zur Betätigung des Schalters ermuntern und ihnen das Prinzip «Ursache-Wirkung» vermitteln.
10. Spaß haben.

Zutaten und Utensilien:

- 2 Säckchen ungezuckerte Zitronengeleekristalle
- 125 ml kochendes Wasser
- 3 Esslöffel kaltes Wasser
- 250 ml entrahmte Kondensmilch (gekühlt)
- Fruchtfleisch von 2 Passionsfrüchten
- Zitronenschale (Streifen) und Fruchtfleisch von Passionsfrüchten zum Garnieren
- Elektrischer Mixer
- Elektromesser
- Elektrischer Dosenöffner
- Adapter
- Schalter
- Küchenbrett
- Löffel
- Dessertschüsseln/-gläser.

Vorgehensweise:

1. Die Gruppenmitglieder so positionieren, dass sie einander begrüßen können, indem sie sich anschauen oder die Hand reichen.
2. Ein Säckchen Geleekristalle öffnen und die Teilnehmer anfühlen, riechen und probieren lassen.
3. Das zweite Säckchen Geleekristalle im Mixer (plus Adapter und Schalter) mit dem kochenden Wasser so lange mixen, bis die Kristalle sich aufgelöst haben. Die Hände der Teilnehmer auf das Gerät oder den Tisch legen, damit sie die Vibrationen spüren.

4. Mit dem Mixer das kalte Wasser einrühren und die Masse beiseite stellen.
5. Mit dem Dosenöffner (plus Adapter und Schalter) die Dose entrahmte Kondensmilch öffnen.
6. Die Teilnehmer die entrahmte Milch probieren lassen.
7. Milch im Mixer so lange mixen, bis sie dickflüssig ist.
8. Die Teilnehmer eine Passionsfrucht riechen und anfühlen lassen.
9. Passionsfrucht mit dem Elektromesser (plus Adapter und Schalter) auf dem Küchenbrett ausschneiden.
10. Die Teilnehmer die Passionsfrucht probieren lassen, sofern sie keine Schluckstörungen haben.
11. Mit einem Löffel das Fruchtfleisch aus der Passionsfrucht entfernen und mit den aufgelösten Kristallen mixen.
12. Mit einem Löffel die Masse in Dessertschüsseln/-gläser füllen und abkühlen lassen, bis sie fest ist.
13. Die Teilnehmer die Zitrone riechen und anfühlen lassen. Vorher einschneiden, damit sich der Duft entfaltet.
14. Mit dem Elektromesser (plus Adapter und Schalter) Zitrone auf dem Küchenbrett aufschneiden und von der Schale Streifen abschneiden.
15. Die Teilnehmer die Zitrone probieren und riechen lassen.
16. Vor dem Servieren die Masse mit Zitronenschalenstreifen und dem Fruchtfleisch der Passionsfrucht garnieren.
17. Nach der Aktivität die Gruppenmitglieder so positionieren, dass sie sich voneinander verabschieden können, indem sie sich anschauen oder die Hand reichen.

Mittagessen: Quiche ohne Kruste

Ziele:

1. Eine gustatorische Erfahrung vermitteln (verschiedene Geschmacksrichtungen).
2. Eine olfaktorische Erfahrung vermitteln (verschiedene Gerüche).
3. Eine taktile Erfahrung vermitteln (verschiedene Materialien).
4. Eine auditive Erfahrung vermitteln (Geräusche der elektrischen Geräte).
5. Die Teilnehmer ermuntern, sich an der Zubereitung ihres Mittagessens zu beteiligen.
6. Eine interaktive Umgebung fördern.
7. Den Teilnehmern Gelegenheit geben, die bei der Zubereitung ihres Mittagessens verwendeten Zutaten zu riechen, zu probieren und anzufühlen.
8. Den Teilnehmern Gelegenheit geben, Vorlieben und Abneigungen zu äußern.
9. Die Teilnehmer zur Betätigung des Schalters ermuntern und ihnen das Prinzip «Ursache-Wirkung» vermitteln.
10. Spaß haben.

Zutaten und Utensilien:

- 1 ½ Tassen Cheddar-Käse
- ¾ Tasse Getreidekörner (Dose)
- 10 Pilze
- 3 Frühlingszwiebeln
- 3 Zucchini
- 3 Tomaten
- 6 Eier
- 1 Tasse Milch
- Elektrische Küchenmaschine/Mixer
- Elektrischer Dosenöffner
- Elektromesser
- Adapter
- Schalter
- Mikrowellengeeignete Schüsseln
- Mikrowelle
- Küchenbrett
- Küchenkrepp
- Kanne.

Vorgehensweise:

1. Die Gruppenmitglieder so positionieren, dass sie einander begrüßen können, indem sie sich anschauen oder die Hand reichen.
2. Während der Aktivität die Teilnehmer sämtliche Zutaten riechen, anfühlen und probieren lassen.
3. Zucchini säubern und mit dem Elektromesser (plus Adapter und Schalter) auf dem Küchenbrett in Würfel schneiden.
4. Würfel in die Küchenmaschine (plus Adapter und Schalter) geben und reiben. Die Hände der Teilnehmer auf das Gerät oder den Tisch legen, damit sie die Vibrationen spüren.
5. Die Teilnehmer unterstützen, überschüssige Flüssigkeit mit Küchenkrepp zu entfernen.
6. Tomaten, Pilze und Frühlingszwiebeln mit dem Elektromesser (plus Adapter und Schalter) auf dem Küchenbrett klein schneiden.
7. Mit dem Dosenöffner (plus Adapter und Schalter) die Dose mit den Getreidekörnern öffnen.
8. Käse mit dem Elektromesser auf dem Küchenbrett in Würfel schneiden und diese in der Küchenmaschine reiben.
9. Die Teilnehmer unterstützen, Gemüse in mikrowellengeeignete Schüsseln zu füllen und Käse hinzuzufügen.
10. Eier und Milch im Mixer (plus Adapter und Schalter) verquirlen.
11. Den Teilnehmern helfen, die Flüssigkeit über das Gemüse und den Käse zu gießen.
12. Bei mittlerer Energiezufuhr 5 Minuten in die Mikrowelle stellen. Zeit je nach Gerät variieren.
13. Die Teilnehmer beim Aufräumen unterstützen (z.B. Geschirr abtrocknen, Tisch abwischen).
14. Das Mittagessen genießen.
15. Nach der Aktivität die Gruppenmitglieder so positionieren, dass sie sich voneinander verabschieden können, indem sie sich anschauen oder die Hand reichen.

Pfannkuchen

Ziele:

1. Eine olfaktorische Erfahrung vermitteln (verschiedene Gerüche).
2. Eine gustatorische Erfahrung vermitteln (verschiedene Geschmacksrichtungen).
3. Eine taktile Erfahrung vermitteln (verschiedene Materialien).
4. Eine auditive Erfahrung vermitteln (Geräusche der elektrischen Geräte).
5. Eine visuelle Erfahrung vermitteln (beobachten, was mit den Zutaten geschieht).
6. Eine interaktive Umgebung fördern.
7. Die Teilnahme an der Aktivität fördern.
8. Den Teilnehmern Gelegenheit geben, Vorlieben und Abneigungen zu äußern.
9. Den Teilnehmern Gelegenheit geben, Entscheidungen zu treffen.
10. Die Teilnehmer zur Betätigung des Schalters ermuntern und ihnen das Prinzip «Ursache-Wirkung» vermitteln.
11. Spaß haben.

Zutaten und Utensilien:

- 1 Esslöffel Butter
- 2 Eier (eines zum Anfühlen)
- ¼ Tasse Milch
- ½ Tasse Mehl (und eine Extraportion zum Anfühlen)
- Verschiedene Sorten Marmelade
- Ahornsirup
- Sahne
- Obst (z.B. Bananen)
- Zucker
- Zitrone
- Elektrischer Mixer
- Elektrische Bratpfanne
- Elektrischer Schneebesen
- Elektromesser
- Elektrischer Entsafter
- Adapter
- Schalter
- Fischheber
- Löffel

- Kleine Kanne
- Tablett
- Schüsseln
- Sieb
- Tassen zum Abmessen.

Vorgehensweise:

1. Die Gruppenmitglieder so positionieren, dass sie einander begrüßen können, indem sie sich anschauen oder die Hand reichen.
2. Einen Teilnehmer koaktiv unterstützen, Mehl in eine Schüssel zu füllen und die Teilnehmer das Mehl anfühlen lassen.
3. ½ Tasse Mehl abmessen und in die Kanne geben. Einen Teilnehmer koaktiv unterstützen, das Mehl in das Sieb zu gießen. Mehl über einer Schüssel sieben und in den Mixer geben. Die Hände der Teilnehmer auf das Gerät oder den Tisch legen, damit sie die Vibrationen spüren. Die Teilnehmer ermuntern zu beobachten, wie das Mehl durch das Sieb in die Schüssel läuft.
4. Ein Ei auf das Tablett legen und die Teilnehmer anfühlen lassen. Das Ei aufschlagen. Die Teilnehmer den Unterschied fühlen lassen und sie ermuntern zu beobachten, wie es auf dem Tablett hin- und hergleitet.
5. Das andere Ei in den Mixer geben.
6. Eine ¾ Tasse Milch abmessen und in die Kanne füllen. Einen Teilnehmer koaktiv unterstützen, die Milch in den Mixer zu gießen.
7. Einen Esslöffel Butter abmessen. Einen Teilnehmer koaktiv unterstützen, die Butter in die Pfanne zu geben.
8. Butter in der Pfanne (plus Adapter und Schalter) auslassen. Die Teilnehmer ermuntern, die zerlassene Butter zu riechen und zuzuhören wie sie zischt.
9. Zerlassene Butter in die Kanne füllen und einen Teilnehmer koaktiv unterstützen, sie in den Mixer zu gießen.
10. Die Teilnehmer animieren, reihum den Teig im Mixer (plus Adapter und Schalter) zu mixen.
11. Mit der Kanne einen Teil des Teigs in die Pfanne gießen und braten.
12. Während die Pfannkuchen braten, die Teilnehmer Marmeladensorten, Ahornsirup und Obst probieren lassen.
13. Zitrone einschneiden, damit der Duft sich entfaltet und die Teilnehmer riechen und anfühlen lassen.
14. Mit dem Elektromesser (plus Adapter und Schalter) auf dem Küchenbrett ausgewählte Früchte klein schneiden, Zitrone vierteln und die Schale entfernen.
15. Zitrone mit dem Entsafter (plus Adapter und Schalter) auspressen.
16. Die Teilnehmer Zitronensaft riechen und probieren lassen.
17. Sahne mit dem Schneebesen (plus Adapter und Schalter) schlagen.
18. Pfannkuchen mit dem Fischheber aus der Pfanne nehmen.
19. Die Teilnehmer entscheiden lassen, ob sie ihren Pfannkuchen mit Ahornsirup, Marmelade, Zucker, Zitrone oder Obst essen wollen.
20. Nach der Aktivität die Gruppenmitglieder so positionieren, dass sie sich voneinander verabschieden können, indem sie sich anschauen oder die Hand reichen.

Ritas Löffelbiskuit-Kuchen

Ziele:

1. Eine gustatorische Erfahrung vermitteln (verschiedene Geschmacksrichtungen).
2. Eine olfaktorische Erfahrung vermitteln (verschiedene Gerüche).
3. Eine taktile Erfahrung vermitteln (verschiedene Materialien).
4. Eine auditive Erfahrung vermitteln (Geräusche der elektrischen Geräte).
5. Eine interaktive Umgebung fördern.
6. Die Teilnahme an der Aktivität fördern.
7. Den Teilnehmern Gelegenheit geben, Vorlieben und Abneigungen zu äußern.

8. Den Teilnehmern Gelegenheit geben, Entscheidungen zu treffen.
9. Die Teilnehmer zur Betätigung des Schalters ermuntern und ihnen das Prinzip «Ursache-Wirkung» vermitteln.
10. Spaß haben.

Zutaten und Utensilien:

- 1 Paket Löffelbiskuits
- 2 Kartons haltbare Sahne
- 200 g Ricotta-Käse
- Geröstete Haselnüsse/Walnüsse
- Eine kleine Tafel Schokolade
- 1 Zitrone
- ½ Tasse starker Kaffee
- ½ Tasse Marsala-Wein
- Elektrische Küchenmaschine/Mühle
- Elektrischer Schneebesen
- Elektromesser
- Elektrische Reibe
- Adapter
- Schalter
- Küchenbrett
- Viereckige Schüssel
- Kleine Schüsseln
- Löffel
- Spatel
- Flache Schüssel
- Kleine Kanne.

Vorgehensweise:

1. Die Gruppenmitglieder so positionieren, dass sie einander begrüßen können, indem sie sich anschauen oder die Hand reichen.
2. Die Teilnehmer den starken Kaffee riechen und probieren lassen.
3. Die Teilnehmer den Marsala-Wein riechen und probieren lassen, sofern sie keine Medikamente einnehmen.
4. Sahne mit dem Schneebesen (plus Adapter und Schalter) schlagen. Die Hände der Teilnehmer auf das Gerät oder den Tisch legen, damit sie die Vibrationen spüren.
5. Zitrone einschneiden, damit der Duft sich entfaltet und die Teilnehmer riechen und anfühlen lassen.
6. Mit dem Elektromesser (plus Adapter und Schalter) die Zitrone auf dem Küchenbrett schälen.
7. Mit der Reibe (plus Adapter und Schalter) die Schale reiben. Den größten Teil der Rinde beiseite stellen und die Teilnehmer den Rest riechen und anfühlen lassen.
8. Die Teilnehmer die Nüsse riechen und probieren lassen, dann in der Küchenmaschine/Mühle mahlen. Bei Teilnehmern mit Essproblemen die Nüsse weglassen.
9. Die Teilnehmer die Schokolade anfühlen und probieren lassen.
10. Schokolade mit der Reibe (plus Adapter und Schalter) reiben und die Teilnehmer probieren lassen.
11. Die Teilnehmer Ricotta-Käse probieren lassen.
12. Die Teilnehmer das Paket Löffelbiskuits anfühlen und sie zuhören lassen, welche Geräusche entstehen, wenn das Paket zusammengedrückt oder geschüttelt wird.
13. Die Teilnehmer koaktiv unterstützen, Marsala-Wein und Kaffee mit der kleinen Kanne in eine flache Schüssel zu gießen.
14. Paket Biskuits öffnen und die Teilnehmer koaktiv unterstützen, die Biskuits in die Schüssel zu legen. Sobald die Biskuits die Flüssigkeit aufgesogen haben, sofort herausnehmen, da sie sonst zerfallen.
15. Die Teilnehmer koaktiv unterstützen, die Biskuits auf den Boden der viereckigen Schüssel zu legen.
16. Die Teilnehmer koaktiv unterstützen, mit dem Spatel eine Schicht Sahne und Käse auf die Biskuits aufzutragen und dann Nüsse, Zitronenschale und geriebene Schokolade darüber zu streuen.
17. Die Teilnehmer koaktiv unterstützen, weitere Schichten aufzutragen und die Oberfläche mit zerkleinerten Nüssen und geriebener Schokolade zu verzieren.

18. Die Teilnehmer den fertigen Kuchen probieren lassen und ihre Reaktionen notieren.
19. Nach der Aktivität die Gruppenmitglieder so positionieren, dass sie sich voneinander verabschieden können, indem sie sich anschauen oder die Hand reichen.

Kleine Weihnachtspuddings

Die Herstellung der Puddings und der Körbe kann auf zwei Aktivitäten verteilt werden.

Ziele:

1. Eine gustatorische Erfahrung vermitteln (verschiedene Geschmacksrichtungen).
2. Eine olfaktorische Erfahrung vermitteln (verschiedene Gerüche).
3. Eine taktile Erfahrung vermitteln (verschiedene Materialien/Vibrationen).
4. Eine auditive Erfahrung vermitteln (Geräusche der elektrischen Geräte und der Schokoladenverpackung)
5. Eine visuelle Erfahrung vermitteln (Anblick des farbigen Seidenpapiers).
6. Eine interaktive Umgebung fördern.
7. Die Teilnahme an der Aktivität fördern.
8. Den Teilnehmern Gelegenheit geben, Vorlieben und Abneigungen zu äußern.
9. Den Teilnehmern Gelegenheit geben, Entscheidungen zu treffen.
10. Die Teilnehmer zur Betätigung des Schalters ermuntern und ihnen das Prinzip «Ursache-Wirkung» vermitteln.
11. Spaß haben.

Zutaten und Utensilien:

- 1 dunkler Weihnachtskuchen
- 250 g weiße Schokolade
- 2 Orangen
- Kandierte Kirschen
- Elektromesser
- Elektrische Küchenmaschine
- Elektrischer Entsafter
- Adapter
- Schalter
- Löffel
- Glasschüssel
- Schüsseln
- Küchenbrett
- Mikrowelle (oder Turmtopf)
- Flaches Brett/Dosen
- Kleine Drahtkörbe
- Silberfolie
- Butterbrotpapier
- Farbiges Seidenpapier
- «Hergestellt von»-Stempel mit großem Griff
- Weiße Etiketten
- UV-Lampe
- Bänder (farbig, silber/gold, glitzernd).

Vorgehensweise:

Aktivität 1: Puddings

1. Die Gruppenmitglieder so positionieren, dass sie einander begrüßen können, indem sie sich anschauen oder die Hand reichen.
2. Die Teilnehmer den Kuchen im Paket anfühlen und die Geräusche hören lassen.
3. Kuchen mit dem Elektromesser (plus Adapter und Schalter) auf dem Küchenbrett in Stücke schneiden.
4. Die Teilnehmer den Kuchen riechen und probieren lassen, sofern niemand Essprobleme hat.
5. Eine Orange einschneiden, damit der Duft sich entfaltet und die Teilnehmer riechen und anfühlen lassen.
6. Orangen halbieren oder in Stücke schneiden und mit dem Entsafter auspressen. Die Teilnehmer ermuntern, ihre Hände auf das Gerät oder den Tisch zu legen, damit sie die Vibrationen spüren.
7. Die Teilnehmer den Orangensaft riechen und probieren lassen.
8. Kuchen und etwas Orangensaft in die Küchenmaschine geben. Einen Teil des Kuchens beiseite stellen, falls zu viel Saft zugefügt wurde. Kuchen und Saft sollten sich zu einer weichen Kugel formen lassen.

9. Die Teilnehmer etwas von der Masse probieren lassen.
10. Aus der Masse kleine Kugeln formen und auf das Brett oder Tablett legen.
11. Die Teilnehmer die verpackte Schokolade anfühlen und die Geräusche hören lassen, die entstehen, wenn die Verpackung zusammengedrückt wird.
12. Mit dem Elektromesser (plus Adapter und Schalter) die Schokolade auf dem Küchenbrett in kleine Stücke schneiden.
13. Schokolade in die Glasschüssel legen und in der Mikrowelle oder im Turmtopf verflüssigen.
14. Die Teilnehmer das Paket Kirschen anfühlen lassen.
15. Mit dem Elektromesser (plus Adapter und Schalter) die Kirschen auf dem Küchenbrett klein schneiden und die Teilnehmer probieren lassen, sofern niemand Essprobleme hat.
16. Kuchenmasse mit flüssigen Schokoladenklecksen verzieren. Etwas davon beiseite stellen zum Probieren.
17. Sofort mit klein geschnittenen Kirschen dekorieren, bevor die Schokolade wieder fest wird.
18. Da die Schokolade schnell fest wird, erst die Kuchen fertig dekorieren und dann die Teilnehmer riechen und probieren lassen.
19. Im Kühlschrank fest werden lassen.
20. Nach der Aktivität die Gruppenmitglieder so positionieren, dass sie sich voneinander verabschieden können, indem sie sich anschauen oder die Hand reichen.

Aktivität 2: Körbe

1. Die Gruppenmitglieder so positionieren, dass sie einander begrüßen können, indem sie sich anschauen oder die Hand reichen.
2. Die Teilnehmer Silberfolie, farbiges Seidenpapier und Butterbrotpapier anschauen und anfühlen lassen.
3. Weiße Etiketten unter der UV-Lampe betrachten.
4. Zutaten auf die Etiketten schreiben mit dem «Hergestellt von»-Stempel versehen.
5. Die Teilnehmer die Bänder anschauen und anfühlen lassen.
6. Die Teilnehmer die Körbe anschauen und anfühlen lassen.
7. Körbe mit den Bändern dekorieren.
8. Die Teilnehmer die Kuchen probieren lassen.
9. Jeden Korb mit Seidenpapier auskleiden und den Boden mit Butterbrotpapier abdecken. Die Kuchen auf das Butterbrotpapier legen und an die Teilnehmer verschenken.
10. Nach der Aktivität die Gruppenmitglieder so positionieren, dass sie sich voneinander verabschieden können, indem sie sich anschauen oder die Hand reichen.

Erdbeer-Pfirsich-Fruchtpastete

Ziele:

1. Eine gustatorische Erfahrung vermitteln (verschiedene Geschmacksrichtungen).
2. Eine olfaktorische Erfahrung vermitteln (verschiedene Gerüche).
3. Eine taktile Erfahrung vermitteln (verschiedene Materialien).
4. Eine auditive Erfahrung vermitteln (Geräusche der elektrischen Geräte).
5. Eine interaktive Umgebung fördern.
6. Die Teilnahme an der Aktivität fördern.
7. Den Teilnehmern Gelegenheit geben, Vorlieben und Abneigungen zu äußern.
8. Den Teilnehmern Gelegenheit geben, Entscheidungen zu treffen.
9. Die Teilnehmer zur Betätigung des Schalters ermuntern und ihnen das Prinzip «Ursache-Wirkung» vermitteln.
10. Spaß haben.

Zutaten und Utensilien:

- 1 Schale Erdbeeren
- 1 kleine Dose geschnittene Pfirsiche
- 2 Esslöffel Zucker
- 1 Esslöffel Butter

Für die Klöße:

- 1 Tasse Mehl (mit Backpulver vermischt)
- 1 Esslöffel Butter
- 2 Esslöffel Milchpulver
- ⅓ Tasse Wasser
- 1 Ei
- ½ Teelöffel Zimt
- Mikrowellengeeignete Schüssel
- Mikrowelle
- Elektrischer Dosenöffner
- Adapter
- Schalter
- Elektromesser
- Elektrische Küchenmaschine
- Küchenbrett
- Löffel
- Schüsseln.

Vorgehensweise:

1. Die Gruppenmitglieder so positionieren, dass die einander begrüßen können, indem sie sich anschauen oder die Hand reichen.
2. Mit dem Dosenöffner (plus Adapter und Schalter) die Dose Pfirsiche öffnen.
3. Die Teilnehmer Pfirsiche und Pfirsichsaft probieren lassen,
4. Erdbeeren waschen und mit dem Elektromesser (plus Adapter und Schalter) auf dem Küchenbrett halbieren. Die Teilnehmer Erdbeeren probieren lassen.
5. Erdbeeren und Pfirsiche mit Saft in eine mikrowellengeeignete Schüssel geben. Bei hoher Energiezufuhr ohne Deckel 5 Minuten in die Mikrowelle stellen. Die Zeit je nach Gerät variieren. Herausnehmen.
6. Alle Zutaten für die Klöße in die Küchenmaschine (plus Adapter und Schalter) geben und mixen. Die Hände der Teilnehmer auf das Gerät oder den Tisch legen, damit sie die Vibrationen spüren.
7. Die Teilnehmer das Milchpulver probieren lassen.
8. Die Teilnehmer den Zimt riechen und probieren lassen.
9. Pfirsiche aus der Schüssel nehmen und Erdbeeren mit Saft in der Küchenmaschine zerkleinern. Die Küchenmaschine immer vor die Teilnehmer stellen, damit sie den Schalter betätigen können, wenn sie an der Reihe sind.
10. Pfirsiche und zerkleinerte Erdbeeren mit Saft wieder in die mikrowellengeeignete Schüssel füllen. Den Teig für die Klöße löffelweise wie «Inseln» auf der Fruchtmasse verteilen.
11. Schüssel abdecken und bei hoher Energiezufuhr 5 Minuten in die Mikrowelle stellen.
12. Schüssel aus der Mikrowelle nehmen und abkühlen lassen.
13. Die Teilnehmer die fertige Speise probieren lassen und ihre Reaktionen notieren.
14. Nach der Aktivität die Gruppenmitglieder so positionieren, dass sie sich voneinander verabschieden können, indem sie sich anschauen oder die Hand reichen.

Sommerpudding

Während der Aktivität zubereiten und am nächsten Tag servieren.

Ziele:

1. Eine gustatorische Erfahrung vermitteln (verschiedene Geschmacksrichtungen).
2. Eine olfaktorische Erfahrung vermitteln (verschiedene Gerüche).
3. Eine taktile Erfahrung vermitteln (verschiedene Materialien/Temperaturen).
4. Eine auditive Erfahrung vermitteln (Geräusche der elektrischen Geräte).
5. Eine interaktive Umgebung fördern.
6. Die Teilnahme an der Aktivität fördern.
7. Den Teilnehmern Gelegenheit geben, Vorlieben und Abneigungen zu äußern.
8. Den Teilnehmern Gelegenheit geben, Entscheidungen zu treffen.
9. Die Teilnehmer zur Betätigung des Schalters ermuntern und ihnen das Prinzip «Ursache-Wirkung» vermitteln.
10. Spaß haben.

Zutaten und Utensilien:

- 200 g rote Johannisbeeren, Stängel entfernen*
- 200 g Erdbeeren, mit Außenkelch*
- 200 g Himbeeren*
- ¼ Tasse Zucker
- 9 Scheiben Weißbrot (möglichst vom Vortag, das nimmt den Saft der Früchte besser auf)
- Ein Schuss Cointreau
- Dickflüssige Sahne (gekühlt)
- Elektrische Bratpfanne
- Elektromesser
- Adapter
- Schalter
- Küchenbrett
- Schüssel/tiefe Schale
- Plastikverpackung (Frischhaltefolie)
- Servierteller
- Schüsseln
- Löffel
- Messer.

* Etwa 1 Schale oder eine entsprechende Menge

Vorgehensweise:

1. Die Gruppenmitglieder so positionieren, dass sie einander begrüßen können, indem sie sich anschauen oder die Hand reichen.
2. Die Teilnehmer die Früchte riechen und anfühlen lassen.
3. Mit dem Elektromesser (plus Adapter und Schalter) die Erdbeeren auf dem Küchenbrett klein schneiden und die Teilnehmer probieren lassen. Ihre Hände auf das Gerät oder den Tisch legen, damit sie die Vibrationen spüren.
4. Die Teilnehmer die roten Johannisbeeren probieren lassen, sofern sie keine Essprobleme haben.
5. Zucker für die Teilnehmer in zwei Schüsseln füllen – eine zum Anfühlen und eine zum Probieren.
6. Erdbeeren und rote Johannisbeeren in die Pfanne geben und mit Zucker bestreuen.
7. Bei geringer Wärmezufuhr etwa 5 Minuten leicht rühren, bis sich der Zucker in dem Saft aufgelöst hat.
8. Die Teilnehmer die Himbeeren riechen und probieren lassen.
9. Die Teilnehmer Cointreau riechen und probieren lassen, sofern niemand Medikamente einnimmt.
10. Himbeeren und Cointreau hinzufügen, weitere 3 Minuten kochen lassen und gelegentlich umrühren, bis die Früchte weich sind. Vom Herd nehmen und abkühlen lassen.
11. Während das Obst kocht, die Teilnehmer Weißbrot probieren lassen (sofern sie keine Essprobleme haben).
12. Mit dem Elektromesser auf dem Küchenbrett die Kruste von dem Brot abschneiden und das Brot in Scheiben schneiden.
13. Die Brotscheiben diagonal in die Schüssel/tiefe Schale legen, sodass sie sich etwas überlappen (das Brot sollte die Seiten der Schale bedecken).
14. Die Früchte in die Schale gießen und passend geschnittene Brotscheiben darauf legen.
15. Die Teilnehmer die gekühlte Sahne im Topf anfühlen und probieren lassen.
16. Die Schale mit Frischhaltefolie abdecken, eine Untertasse oder einen Teller passender Größe darauf stellen und darauf wiederum einen schweren Gegenstand (z. B. eine schwere Kanne) und mindestens 24 h im Kühlschrank lagern. (Auch unter die Schüssel einen Teller stellen, um überlaufenden Saft auffangen zu können).
17. Vor dem Servieren ein Messer vorsichtig zwischen Brot und Schale entlangführen, den Inhalt der Schale auf den Servierteller stürzen und in keilförmige Stücke schneiden. Mit viel dickflüssiger Sahne servieren.
18. Nach der Aktivität die Gruppenteilnehmer so positionieren, dass sie sich voneinander verabschieden können, indem sie sich anschauen oder die Hand reichen.

Süße Chilisoße

Ziele:

1. Eine gustatorische Erfahrung vermitteln (verschiedene Geschmacksrichtungen).
2. Eine olfaktorische Erfahrung vermitteln (verschiedene Gerüche).
3. Eine taktile Erfahrung vermitteln (verschiedene Materialien).
4. Eine auditive Erfahrung vermitteln (Geräusche der elektrischen Geräte).
5. Eine visuelle Erfahrung vermitteln (Etiketten unter UV-Licht und Bänder).
6. Eine interaktive Umgebung fördern.
7. Die Teilnahme an der Aktivität fördern.
8. Den Teilnehmern Gelegenheit geben, Vorlieben und Abneigungen zu äußern.
9. Den Teilnehmern Gelegenheit geben, Entscheidungen zu treffen.
10. Die Teilnehmer zur Betätigung des Schalters ermuntern und ihnen das Prinzip «Ursache-Wirkung» vermitteln.
11. Spaß haben.

Zutaten und Utensilien:
(für etwa eine ¾ Tasse Soße)

- 14 kleine rote Chilischoten, Stängel entfernen
- 6 Knoblauchzehen
- 1 Tasse weißer Essig
- ½ Tasse Zucker
- 1 Teelöffel Salz
- Elektrische Küchenmaschine
- Elektrische Bratpfanne
- Elektromesser
- Kleine leichte Kanne
- Küchenbrett
- Schüsseln
- Flaschen/Gläser
- Bänder (farbig, silber/gold und glitzernd)
- Weiße Etiketten
- UV-Lampe.

Vorgehensweise:

1. Die Gruppenmitglieder so positionieren, dass sie einander begrüßen können, indem sie sich anschauen oder die Hand reichen.
2. 12 Chilischoten und 4 Knoblauchzehen mit dem Elektromesser auf dem Küchenbrett oder in der Küchenmaschine in grobe Stücke schneiden.
3. Gestückelte Chilischoten und Knoblauchzehen in eine kleine Kanne geben und die Teilnehmer koaktiv unterstützen, sie in die Pfanne zu gießen.
4. Essig und Zucker koaktiv hinzufügen und salzen.
5. Aufkochen, Wärmezufuhr reduzieren und köcheln lassen (10–15 Minuten), bis die Konsistenz sirupartig ist.
6. In der Zwischenzeit die Teilnehmer die restlichen Chilischoten und Knoblauchzehen riechen und anfühlen lassen. Sofern die Teilnehmer Pikantes tolerieren, können sie sehr kleine Mengen probieren. Ihre Reaktionen notieren.
7. Etwas Zucker und Salz in Schüsseln füllen und die Teilnehmer anfühlen und probieren lassen.
8. Die Teilnehmer etwas Essig riechen, anfühlen und probieren lassen.
9. Chilischoten und Knoblauch in die Küchenmaschine geben (plus Adapter und Schalter) und mixen, bis die Chilischoten sehr fein zerkleinert sind. Die Hände der Teilnehmer auf das Gerät oder den Tisch legen, damit sie die Vibrationen spüren.
10. Die Teilnehmer Chilisoße probieren lassen.
11. Weiße Etiketten unter der UV-Lampe betrachten.
12. Die Teilnehmer die Bänder anfühlen und anschauen lassen.
13. Die Teilnehmer koaktiv unterstützen, die Soße in Flaschen/Gläser zu füllen und diese zu dekorieren. In einem sterilisierten Glas ist die Soße ungefähr einen Monat haltbar.
14. Nach der Aktivität die Gruppenmitglieder so positionieren, dass sie sich voneinander

verabschieden können, indem sie sich anschauen oder die Hand reichen.

8.3 Körperpflege und Haushalt

Badesalz

Ziele:

1. Eine olfaktorische Erfahrung vermitteln (verschiedene Gerüche).
2. Eine taktile Erfahrung vermitteln (verschiedene Materialien).
3. Eine interaktive Umgebung fördern.
4. Die Teilnahme an der Aktivität fördern.
5. Den Teilnehmern Gelegenheit geben, zwischen Farben und Düften zu wählen.
6. Eine visuelle Erfahrung vermitteln (eine Vielzahl von Farben und hübsche Verpackungen).
7. Die koaktive Partizipation fördern (z. B. Arbeit mit den Händen – rühren).
8. Freude an der Gruppenarbeit fördern.
9. Spaß haben.

Materialien und Utensilien:

- Elektrische Sodakristalle
- Lebensmittelfarben
- Ätherische Öle (z. B. Lavendel, Orange) (20 Tropfen Öl auf 250 g Kristalle)
- Kleine Gläser mit Deckeln
- Holzlöffel/Metalllöffel
- Große Schüssel aus Metall
- Wattebäusche
- Etiketten
- Gepresste Blumen
- Bänder
- Schüsseln.

Vorgehensweise:

1. Die Gruppenmitglieder so positionieren, dass sie einander begrüßen können, indem sie sich anschauen oder die Hand reichen.
2. Sodakristalle in eine Schüssel geben und die Teilnehmer anfühlen lassen.
3. Die Teilnehmer eine Farbe auswählen lassen – vielleicht die Lieblingsfarbe oder eine, die zu ihrer Kleidung passt. Einige Tropfen Lebensmittelfarbe auf die Kristalle geben und den Teilnehmern helfen, alles in der Metallschüssel zu verrühren.
4. Einen Tropfen ätherisches Öl auf einen Wattebausch geben und die Teilnehmer riechen lassen. Die Teilnehmer verschiedene Öle riechen lassen und ihre Präferenzen notieren.
5. Das von den Teilnehmern bevorzugte Öl zu den Kristallen geben.
6. Den Teilnehmern beim Rühren der Kristalle in der Metallschüssel helfen und sie auf das Geräusch der Kristalle und Löffel in der Schüssel aufmerksam machen. Die verschiedenen Düfte und Farben kommentieren.
7. Die Teilnehmer unterstützen, die Kristalle in die Gläser zu füllen.
8. Die Teilnehmer die Bänder anschauen und anfühlen lassen.
9. Etikett aus gepressten Blumen mit einem Band auf jedem Glas befestigen.
10. Nach der Aktivität die Gruppenmitglieder so positionieren, dass sie sich voneinander verabschieden können, indem sie sich anschauen oder die Hand reichen.

Schönheitspflege/Körperwahrnehmung

Ziele:

1. Eine olfaktorische Erfahrung vermitteln (verschiedene Gerüche).
2. Eine taktile Erfahrung vermitteln (verschiedene Materialien/Vibrationen/Temperaturen).
3. Die Teilnehmer ermutigen, Berührungen zu tolerieren.
4. Eine visuelle Erfahrung vermitteln (Badeschaum/Spiegel).
5. Eine interaktive Umgebung fördern.
6. Die Teilnahme an der Aktivität fördern.

7. Die Körperwahrnehmung verbessern.
8. Spaß haben.

Materialien und Utensilien:

- Luffa-Schwamm
- Massagehandschuh
- Haartrockner
- Fuß-Spa
- Fußwärmer
- Bürsten/Kämme (der Teilnehmer)
- Rasierschaum
- Spiegel
- Massagegerät
- Aloe Vera-Gel
- Feuchtigkeitscreme
- Aprikosenbürste
- Japanische Körner (Gesichtspeeling)
- Parfüm/Aftershave
- Talkumpuder
- Badezusatz
- Schüsseln mit warmen und kaltem Wasser.

Vorgehensweise:

1. Die Gruppenmitglieder so positionieren, dass sie einander begrüßen können, indem sie sich anschauen oder die Hand reichen.
2. Den Teilnehmern helfen, die einzelnen Materialien zu untersuchen: ihre Hände mit Lotion, Gel, Rasierschaum usw. einreiben und mit dem Luffaschwamm und dem Massagehandschuh vorsichtig über ihre Haut streichen. Teilnehmern mit taktiler Abwehr, die eine Berührung ihrer Hände nicht tolerieren, zuerst die Schultern und anschließen mit festem Griff den Arm von oben nach unten massieren.
3. Dabei die Aufmerksamkeit der Teilnehmer auf ihre Körperteile lenken und ihnen Gelegenheit geben, sie zu erkunden.
4. Fuß-Spa mit Wasser füllen und die Füße der Teilnehmer der Reihe nach in das Wasser stellen. Zunächst die Massage und dann sprudelndes Wasser aktivieren. Wenn den Teilnehmern das gefällt, eine Minute warten, dann das Gerät abstellen und sie auffordern, Ihnen zu signalisieren, dass sie mehr möchten (z. B. indem sie Sie anschauen, ansprechen oder nach Ihrer Hand greifen, um Sie zu bewegen, das Fuß-Spa erneut zu aktivieren).
5. Die Teilnehmer unterstützen, ihre Hände in warmes und kaltes Wasser zu halten und ihre Präferenzen notieren. Darauf achten, wie sie auf Wasser mit und ohne Badezusatz reagieren.
6. Den Teilnehmern helfen, ihre Haare zu bürsten oder es für sie tun. Notieren, ob sie zurückweichen oder es genießen.
7. Mit dem Haartrockner Luft auf die Hände oder Haare der Teilnehmer blasen und ihre Reaktionen notieren.
8. Die Teilnehmer unterstützen, ihre Hände und Füße in den Fußwärmer zu stecken.
9. Reaktionen der Teilnehmer auf das Massagegerät beobachten – ziehen sie eine Hand- oder eine Rückenmassage vor?
10. Während der Aktivität muss immer darauf geachtet werden, ob die einzelnen Stimuli die selbstbezogenen Verhaltensweisen, wie z. B. das Lutschen an den Händen, unterbinden oder reduzieren.
11. Nach der Aktivität die Gruppenmitglieder so positionieren, dass sie sich voneinander verabschieden können, indem sie sich anschauen oder die Hand reichen.

Handlotion

Ziele:

1. Eine gustatorische Erfahrung vermitteln (verschiedene Geschmacksrichtungen).
2. Eine olfaktorische Erfahrung vermitteln (verschiedene Gerüche).
3. Eine taktile Erfahrung vermitteln (verschiedene Materialien).
4. Eine auditive Erfahrung vermitteln (Geräusche der elektrischen Geräte).
5. Eine interaktive Umgebung fördern.

6. Die Teilnahme an der Aktivität fördern.
7. Den Teilnehmern Gelegenheit geben, Vorlieben und Abneigungen zu äußern.
8. Den Teilnehmern Gelegenheit geben, Entscheidungen zu treffen.
9. Die Teilnehmer zur Betätigung des Schalters ermuntern und ihnen das Prinzip «Ursache-Wirkung» vermitteln.
10. Spaß haben.

Materialien und Utensilien:

- Glyzerin
- Honig
- Zitronen (Saft)
- Olivenöl
- Elektromesser
- Elektrischer Entsafter
- Elektrischer Mixer
- Adapter
- Schalter
- Küchenbrett
- Löffel/Tassen zum Abmessen
- Glasflaschen
- Etiketten.

Vorgehensweise:

1. Die Gruppenmitglieder so positionieren, dass sie einander begrüßen können, indem sie sich anschauen oder die Hand reichen.
2. Den Teilnehmern die Zutaten zeigen und ihnen sagen, was die Gruppe vorhat.
3. Die Teilnehmer etwas Glyzerin riechen und probieren lassen (aber nur sehr wenig, da Glyzerin eine abführende Wirkung hat). Jedem Teilnehmer eine kleine Menge in die Hand einreiben.
4. Die Teilnehmer Honig riechen, probieren und anfühlen lassen.
5. Zitronen einschneiden und die Teilnehmer riechen lassen. Mit dem Entsafter (plus Adapter und Schalter) die Zitronen auspressen und die Teilnehmer den Saft probieren lassen.
6. Die Teilnehmer Olivenöl riechen und probieren lassen und ihre Hände mit etwas Öl einreiben.
7. Zutaten zu gleichen Teilen in die Schüssel des Mixers geben und mit dem Mixer (plus Adapter und Schalter) gut mixen. Die Hände der Teilnehmer auf das Gerät oder den Tisch legen, damit sie die Vibrationen spüren.
8. Wenn die Zeit es erlaubt, den Teilnehmern die Hände mit der Handlotion einreiben.
9. Die restliche Lotion in Flaschen füllen, damit die Teilnehmer sie mit nach Hause nehmen können. Die Flaschen mit einem Etikett versehen.
10. Die Gruppenmitglieder so positionieren, dass sie sich voneinander verabschieden können, indem sie sich anschauen oder die Hand reichen.

Bad oder Dusche

Ziele:

1. Eine olfaktorische Erfahrung vermitteln (verschiedene Gerüche).
2. Eine taktile Erfahrung vermitteln (verschiedene Materialien/Vibrationen/Temperaturen).
3. Die Teilnehmer ermutigen, Berührungen zu tolerieren.
4. Eine visuelle Erfahrung vermitteln (Badeschaum).
5. Eine interaktive Umgebung fördern.
6. Die Teilnahme an der Aktivität fördern.
7. Die Körperwahrnehmung verbessern.
8. Spaß haben.

Materialien und Utensilien:

- Luffaschwamm
- Waschlappen
- Spa-Matte
- Shampoo
- Haarpflegemittel
- Seife

- Badeartikel (z. B. Badeöl, Badezusatz, Badesalz)
- Große Kanne
- Flexibler Schlauch (für das Bad)
- Feuchtigkeitslotion
- Deodorant
- Haarspray
- Haargel
- Rasierschaum
- Parfüm/Aftershave
- Handtücher (aus dem Wäscheschrank und aus dem Trockner)
- Haartrockner.

Vorgehensweise:

1. Auch bei dieser Einzelsitzung sollte den Teilnehmern gleich zu Beginn mithilfe eines Objektsymbols vermittelt werden, dass ein Bad oder eine Dusche folgt.
2. Dem Teilnehmer helfen, die unterschiedlichen Materialien und Gerüche der zum Baden oder Duschen verwendeten Artikel zu untersuchen.
3. Testen, ob der Teilnehmer lieber badet oder duscht.
4. Während der Haarwäsche testen, ob der Teilnehmer eine Haarwäsche in der Dusche oder in der Badewanne mit Wasser aus der Kanne bevorzugt. Einige ziehen den Schwall Wasser aus der Kanne dem Wasserstrahl aus dem Duschkopf vor.
5. Beim Waschen und Abtrocknen die Aufmerksamkeit des Teilnehmers auf seine Körperteile lenken.
6. Die Spa-Matte in die Wanne legen, um festzustellen, ob der Teilnehmer die Massage und den Anblick des sprudelnden Wassers mag.
7. Zum Abtrocknen Handtücher aus dem Wäscheschrank und warme Handtücher aus dem Trockner verwenden und darauf achten, welche der Teilnehmer bevorzugt.
8. Beim Abtrocknen testen, ob der Teilnehmer festes Frottieren oder sanftes Abtupfen bevorzugt.
9. Den Teilnehmer unterstützen, die Artikel zu begutachten, die nach dem Duschen zum Einsatz kommen.
10. Testen, ob der Teilnehmer sein Haar lieber mit dem Haartrockner (warm oder kalt?) oder mit dem Handtuch getrocknet haben möchte.
11. Nach der Aktivität dem Teilnehmer signalisieren, dass die Aktivität und die Interaktion beendet sind.

Selbst gemachte Gesichtsmaske

Ziele:

1. Eine gustatorische Erfahrung vermitteln (verschiedene Geschmacksrichtungen).
2. Eine olfaktorische Erfahrung vermitteln (verschieden Gerüche).
3. Eine taktile Erfahrung vermitteln (verschiedene Materialien/Vibrationen).
4. Eine auditive Erfahrung vermitteln (Geräusche der elektrischen Geräte).
5. Eine interaktive Umgebung fördern.
6. Die Teilnahme an der Aktivität fördern.
7. Den Teilnehmern Gelegenheit geben, Vorlieben und Abneigungen zu äußern.
8. Den Teilnehmern Gelegenheit geben, Entscheidungen zu treffen.
9. Die Teilnehmer zur Betätigung des Schalters ermuntern und ihnen das Prinzip «Ursache-Wirkung» vermitteln.
10. Spaß haben.

Materialien und Utensilien:

- Pfefferminzaroma
- 1 Ei
- 1 Gurke
- 1 Zitrone
- Natürliches Bindemittel (z. B. Getreidemehl)
- Schüsseln
- Elektrischer Mixer
- Küchenkrepp
- Adapter

- Schalter
- Elektrischer Schneebesen
- Elektromesser
- Küchenbrett
- Elektrischer Entsafter
- Schüsseln mit warmem und kaltem Wasser
- Handtücher.

Vorgehensweise:

1. Die Gruppenmitglieder so positionieren, dass sie einander begrüßen können, indem sie sich anschauen oder die Hand reichen.
2. Die Teilnehmer unterstützen, die einzelnen Zutaten zu riechen und anzufühlen.
3. Einem Teilnehmer helfen, ein Ei aufzuschlagen; ist dies nicht möglich, die Teilnehmer unterstützen, ein Ei aufzuschlagen und Eigelb und Eiklar zu trennen.
4. Die Teilnehmer auffordern, Eiklar mit dem Schneebesen (plus Adapter und Schalter) steif zu schlagen. Die Hände der Teilnehmer auf das Gerät oder den Tisch legen, damit sie die Vibrationen spüren.
5. Mit dem Elektromesser (plus Adapter und Schalter) die Gurke auf dem Küchenbrett in Würfel schneiden.
6. Die Teilnehmer unterstützen, die Gurke in den Mixer zu geben und sie auffordern, die Gurke mit dem Mixer (plus Adapter und Schalter) zu pürieren. Die Teilnehmer die Gurke probieren lassen und ihre Reaktionen notieren.
7. Die Gurke in Küchenkrepp einwickeln und den Teilnehmern helfen, überschüssige Feuchtigkeit aus der Gurke zu pressen.
8. Mit dem Elektromesser Zitrone auf dem Küchenbrett halbieren.
9. Die Teilnehmer unterstützen, die halbe Zitrone in den Entsafter zu geben und ihn zu aktivieren, um die Vibrationen des Geräts zu spüren.
10. Die Teilnehmer unterstützen, Zitronensaft zu riechen und zu probieren. Um herauszufinden, was sie mögen und was nicht, ihre Reaktionen beobachten und ihnen mehr anbieten, um zu testen, ob sie ablehnen.
11. Die Teilnehmer unterstützen, die pürierte Gurke in eine Schüssel zu gießen und Zitronensaft und Pfefferminzaroma hinzuzufügen. Eiklar unterziehen und Bindemittel hinzugeben, damit eine Paste entsteht.
12. Etwas Paste auf die Hände der Teilnehmer geben und prüfen, ob sie die Zutaten vertragen. Wenn ja, auf ihr Gesicht auftragen und einmassieren.
13. Die Teilnehmer auffordern, sich mit der Gesichtsmaske im Spiegel zu betrachten.
14. Die Maske je nach Wunsch der Teilnehmer mit warmem oder kaltem Wasser entfernen.
15. Nach der Aktivität die Gruppenmitglieder so positionieren, dass sie sich voneinander verabschieden können, indem sie sich anschauen oder die Hand reichen.

Massage und Aromatherapie

Vor der Aktivität einen Aromatherapeuten über den richtigen Umgang mit ätherischen Ölen befragen. Einen Ergotherapeuten, Physiotherapeuten, Masseur oder Aromatherapeuten über Massagetechniken und Kontraindikationen befragen.

Ziele:

1. Die Teilnehmer verschiedene Öle riechen und sie entscheiden lassen, mit welchem Öl sie massiert werden möchten.
2. Mithilfe der ätherischen Öle den Teilnehmern die von ihnen gewünschte entspannende oder anregende Umgebung bieten.
3. Den Teilnehmern eine taktile Erfahrung vermitteln: Massage mit den Ölen.
4. Den Teilnehmern eine taktile Erfahrung vermitteln: Massage mit dem Fuß-Spa.
5. Bei Teilnehmern mit taktiler Abwehr die Toleranz gegenüber Berührungen verbessern.

6. Den Teilnehmern Gelegenheit geben zu signalisieren, dass sie weiter massiert werden möchten (z. B. indem sie Blickkontakt aufnehmen, nach Ihrer Hand greifen, auf die Flasche mit dem Massageöl/auf die entsprechende Funktion des Fuß-Spa zeigen).
7. Den Teilnehmern Gelegenheit geben, ihren Rollstuhl zu verlassen.

Materialien und Utensilien:

- Ätherische Öle, z. B. Lavendel (entspannend), Orange (beruhigend und kommunikationsfördernd), Zitrone (anregend), Eukalyptus (gut bei Atemwegsproblemen)
- Neutrales Öl
- Messbecher
- Duftlampe
- Untertassen/Schüsseln
- Wattebäusche
- Matten
- Fuß-Spa
- Handtücher
- Kassette oder CD-Player
- Band oder CD mit Entspannungsmusik
- Kerzen/Fiberoptik-Spray.

Vorgehensweise:

1. 6 Tropfen Lavendel- oder Orangenöl und Wasser in die Duftlampe geben. Vor der Aktivität die Duftlampe anzünden, damit der Raum nach einem Öl duftet.
2. Vorhänge zuziehen, Kerzen anzünden und/oder Fiberoptik-Spray versprühen, um eine gedämpfte Atmosphäre zu schaffen. Kassette oder CD-Player anstellen.
3. Matten auf den Fußboden legen und 2 Teilnehmern (Zahl hängt von anwesenden Unterstützern ab) aus dem Rollstuhl helfen.
4. Je einen Tropfen von den verschiedenen Ölen auf einen Wattebausch geben und die Teilnehmer riechen lassen. Höchstens zwei oder drei Öle anbieten. Die Reaktionen der Teilnehmer notieren und ihre Präferenzen einschätzen.
5. Das bevorzugte Öl mit neutralem Öl mischen (5 Tropfen ätherisches Öl auf 10 ml neutrales Öl).
6. Ein anderes bevorzugtes Öl in das Fuß-Spa geben.
7. Die Teilnehmer entscheiden lassen, was sie möchten: Fuß-Spa oder eine Massage mit ätherischem Öl.
8. Vor dem Auftragen auf die Haut das Öl in der Flasche mit den Händen anwärmen – *ätherische Öle niemals direkt auf die Haut auftragen.*
9. Arme und Hände, Beine und Füße, Kopf und Rücken der Teilnehmer massieren. Notieren, wo sie am liebsten massiert werden.
10. Nach der Aktivität den Teilnehmern sagen, dass das Licht wieder eingeschaltet wird. Die Gruppenmitglieder so positionieren, dass sie sich voneinander verabschieden können, indem sie sich anschauen oder die Hand reichen.

In diesem Zusammenhang verweisen wir auf das Buch von Sanderson and Handerson with Price (1996): *Aromatherapy and Massage for People with Learning Difficulties.* Es beschreibt eine interaktive Massagesequenz und thematisiert die multisensorische Massage.

Pfefferminz-Gesichtsmaske

Ziele:

1. Eine gustatorische Erfahrung vermitteln (verschiedene Geschmacksrichtungen).
2. Eine olfaktorische Erfahrung vermitteln (verschiedene Gerüche).
3. Eine taktile Erfahrung vermitteln (verschiedene Materialien/Vibrationen).
4. Eine auditive Erfahrung vermitteln (Geräusche der elektrischen Geräte).
5. Eine interaktive Umgebung fördern.
6. Die Teilnahme an der Aktivität fördern.
7. Den Teilnehmern Gelegenheit geben, Vorlieben und Abneigungen zu äußern.

8. Den Teilnehmern Gelegenheit geben, Entscheidungen zu treffen.
9. Die Teilnehmer zur Betätigung des Schalters ermuntern und ihnen das Prinzip «Ursache-Wirkung» vermitteln.
10. Spaß haben.

Materialien und Utensilien:

- 2 Eier (1 für das Rezept)
- 1 Gurke (½ geschälte Gurke für das Rezept)
- 1 Zitrone (1 Teelöffel Zitronensaft für das Rezept)
- Eine Handvoll frische Pfefferminzblätter
- Magermilchpulver (zum Binden der Paste)
- Tablett
- Schüsseln
- Elektromesser
- Elektrische Küchenmaschine/Mixer
- Elektrischer Entsafter
- Adapter
- Schalter
- Schüsseln mit warmem Wasser
- Waschlappen
- Handtücher
- Spiegel.

Vorgehensweise:

1. Die Gruppenmitglieder so positionieren, dass sie einander begrüßen können, indem sie sich anschauen oder die Hand reichen.
2. Ein Ei auf dem Tablett aufschlagen und die Teilnehmer anfühlen und anschauen lassen.
3. Gurke mit dem Elektromesser (plus Adapter und Schalter) schälen.
4. Die Teilnehmer die Gurke riechen und anfühlen lassen.
5. Zitrone mit dem Elektromesser aufschneiden und mit dem Entsafter auspressen. Die Teilnehmer ermuntern, ihre Hände auf das Gerät oder den Tisch zu legen, damit sie die Vibrationen spüren.
6. Die Teilnehmer Zitronensaft riechen und probieren lassen.
7. Die Teilnehmer Pfefferminzblätter riechen und anfühlen lassen.
8. Magermilchpulver in Schüsseln füllen und die Teilnehmer riechen und anfühlen lassen.
9. Alle Zutaten in der Küchenmaschine/im Mixer zu einer Paste verquirlen.
10. Einen Klecks der Paste auf die Innenseite des Ellbogens der Teilnehmer auftragen, um zu testen, ob sie die Zutaten vertragen.
11. Vertragen sie die Paste, zuerst ihre Hände und dann ihr Gesicht damit einreiben, sofern sie es zulassen. Paste einige Minuten einwirken lassen.
12. Die Teilnehmer auffordern, sich mit der Maske im Spiegel zu betrachten.
13. Maske mit warmem Wasser abwaschen und die Haut trocken tupfen.
14. Nach der Aktivität die Gruppenmitglieder so positionieren, dass sie sich voneinander verabschieden können, indem sie sich anschauen oder die Hand reichen.

Duftende Mischung

Ziele:

1. Eine olfaktorische Erfahrung vermitteln (verschiedene Gerüche).
2. Eine taktile Erfahrung vermitteln (verschiedene Materialien).
3. Eine interaktive Umgebung fördern.
4. Die Teilnahme an der Aktivität fördern.
5. Den Teilnehmern Gelegenheit geben, Vorlieben und Abneigungen zu äußern.
6. Den Teilnehmern Gelegenheit geben, Entscheidungen zu treffen.
7. Spaß haben.

Materialien und Utensilien:

- 1 Packung Holzschnitzel
- 1 Packung verschiedene Trockenblumen
- Ätherische Öle (z. B. Lavendel, Zitrone, Orange, Sandelholz)

- Umschläge
- Gummistempel mit Motiven (und geeigneten Griffen)
- Tinte
- Stifte (Gold und Silber)
- Wattebäusche/Papiertücher
- Kleine Kanne
- Schüsseln
- Kleine Körbe/Schüsseln.

Vorgehensweise:

1. Die Gruppenmitglieder so positionieren, dass sie einander begrüßen können, indem sie sich anschauen oder die Hand reichen.
2. Den Teilnehmern helfen, die Packung Holzschnitzel und die Packung Trockenblumen herumzureichen und anzufühlen.
3. Die Packungen öffnen und den Inhalt in Schüsseln füllen. Die Teilnehmer die Holzschnitzel und die Trockenblumen anfühlen lassen.
4. Die Teilnehmer zwischen Holzschnitzeln und Trockenblumen wählen lassen (z.B. indem sie das anschauen, was sie haben möchten).
5. Je einen Tropfen von den ätherischen Ölen auf Wattebäusche oder Papiertücher geben und die Teilnehmer riechen lassen. Ihre Reaktion notieren und einschätzen, welches Öl sie mögen und welches nicht. Das bevorzugte Öl unter die Holzschnitzel/Trockenblumen mischen.
6. Die Teilnehmer ein Motiv auswählen lassen und ihnen helfen, dieses auf den Umschlag zu stempeln.
7. Die Teilnehmer den Silberstift oder den Goldstift wählen lassen und ihren Namen und das von ihnen bevorzugte Öl auf die Umschläge schreiben.
8. Holzschnitzel und Trockenblumen in die kleine Kanne geben und die Teilnehmer koaktiv unterstützen, den Inhalt in die Umschläge zu füllen.
9. Die Umschläge zukleben und in den Kleiderschrank oder die Schublade legen oder die duftende Mischung in kleinen Körben oder dekorativen Schüsseln auf den Tisch stellen.
10. Nach der Aktivität die Gruppenmitglieder so positionieren, dass sie sich voneinander verabschieden können, indem sie sich anschauen oder die Hand reichen.

Erfrischende Pfefferminzfußcreme

Ziele:

1. Eine gustatorische Erfahrung vermitteln (verschiedene Geschmacksrichtungen).
2. Eine olfaktorische Erfahrung vermitteln (verschiedene Gerüche).
3. Eine taktile Erfahrung vermitteln (verschiedene Materialien).
4. Eine auditive Erfahrung vermitteln (Geräusche der elektrischen Geräte).
5. Eine visuelle Erfahrung vermitteln.
6. Eine interaktive Umgebung fördern.
7. Die Teilnahme an der Aktivität fördern.
8. Den Teilnehmern Gelegenheit geben, Vorlieben und Abneidungen zu äußern.
9. Den Teilnehmern Gelegenheit geben, Entscheidungen zu treffen.
10. Die Teilnehmer zur Betätigung des Schalters ermuntern und ihnen das Prinzip «Ursache-Wirkung» vermitteln.
11. Spaß haben.

Materialien und Utensilien:

Die angegebenen Mengen ergeben 5–8 kleine Tuben Creme.

- 500 ml unparfümierte Feuchtigkeitscreme
- 1 Zitrone (für 1 Esslöffel Saft)
- 2 Teelöffel Wodka
- 1 Esslöffel Pfefferminzöl
- Kleine Tuben für Kosmetika
- Fluoreszierendes Papier (für die Etiketten)
- UV-Lampe
- Tassen

- Wattebäusche
- Klebstoff oder Klebeband
- Teelöffel
- Schüsseln
- Elektromesser
- Elektrischer Mixer
- Adapter
- Schalter
- Küchenbrett
- Elektrischer Entsafter.

Vorgehensweise:

1. Die Gruppenmitglieder so positionieren, dass sie einander begrüßen können, indem sie sich anschauen oder die Hand reichen.
2. Zitrone mit dem Elektromesser (plus Adapter und Schalter) einschneiden, damit sich der Duft entfaltet und die Teilnehmer riechen und anfühlen lassen. Die Hände der Teilnehmer auf das Gerät oder den Tisch legen, damit sie die Vibrationen spüren.
3. Mit dem Elektromesser die Schale der Zitrone entfernen und Zitrone auf dem Küchenbrett in Stücke schneiden.
4. Zitrone mit dem Entsafter (plus Adapter und Schalter) auspressen.
5. 1 Esslöffel Zitronensaft in den Mixer geben und die Teilnehmer den restlichen Saft probieren lassen.
6. Wodka in eine Tasse gießen und die Teilnehmer einen Teelöffel Wodka riechen und probieren lassen, sofern sie keine Medikamente einnehmen.
7. 2 Teelöffel Wodka in den Mixer geben.
8. Etwas Pfefferminzöl auf einen Wattebausch geben und die Teilnehmer riechen lassen. 1 Teelöffel von dem Öl in den Mixer geben.
9. Die Teilnehmer die Feuchtigkeitscreme anfühlen lassen und ihre Hände damit einreiben. Die restliche Creme zu den anderen Zutaten in den Mixer geben.
10. Alle Zutaten im Mixer (plus Adapter und Schalter) gut mixen.
11. Etwas fertige Creme in eine Schüssel geben und die Teilnehmer riechen und anfühlen lassen. Mit der Creme ihre Hände und Füße einreiben.
12. Die Teilnehmer eine Farbe von dem fluoreszierenden Papier für ihr Etikett auswählen lassen. Das Papier mit der UV-Lampe anstrahlen, damit es leuchtet.
13. Etiketten beschriften und mit Klebstoff oder Klebeband auf die Tuben kleben.
14. Fußcreme mit dem Löffel in die Tuben füllen.
15. Nach der Aktivität die Gruppenmitglieder so positionieren, dass sie sich voneinander verabschieden können, indem sie sich anschauen oder die Hand reichen.

Pflegende Joghurt-Frucht-Reinigungsmaske

Ziele:

1. Eine gustatorische Erfahrung vermitteln (verschiedene Geschmacksrichtungen).
2. Eine olfaktorische Erfahrung vermitteln (verschiedene Gerüche).
3. Eine taktile Erfahrung vermitteln (verschiedene Materialien/Vibrationen).
4. Eine auditive Erfahrung vermitteln (Geräusche der elektrischen Geräte).
5. Eine interaktive Umgebung fördern.
6. Die Teilnahme an der Aktivität fördern.
7. Den Teilnehmern Gelegenheit geben, Vorlieben und Abneigungen zu äußern.
8. Den Teilnehmern Gelegenheit geben, Entscheidungen zu treffen.
9. Die Teilnehmer zur Betätigung des Schalters ermuntern und ihnen das Prinzip «Ursache-Wirkung» vermitteln.
10. Spaß haben.

Materialien und Utensilien:

- 2 große reife Pfirsiche
  (1 für das Rezept – oder Kiwis/Papayas)
- 1 Teelöffel Honig
- 1 Teelöffel kalter Joghurt

- 2 Teelöffel Hafermehl
- Elektromesser
- Elektrische Küchenmaschine/Mixer
- Küchenbrett
- Adapter
- Schalter
- Schüsseln mit warmem Wasser
- Waschlappen
- Handtücher
- Schüsseln
- Teelöffel
- Spiegel.

Vorgehensweise:

1. Die Gruppenmitglieder so positionieren, dass sie einander begrüßen können, indem sie sich anschauen oder die Hand reichen.
2. Die Teilnehmer Pfirsiche riechen und anfühlen lassen.
3. Mit dem Elektromesser (plus Adapter und Schalter) die Pfirsiche auf dem Küchenbrett schälen, in Stücke schneiden und die Teilnehmer riechen und probieren lassen. Das Gleiche gilt für Kiwis oder Papayas.
4. Die Teilnehmer Honig riechen und probieren lassen.
5. Die Teilnehmer Joghurt riechen, probieren und anfühlen lassen.
6. Hafermehl in eine Schüssel geben und die Teilnehmer anfühlen lassen.
7. Ausgewählte Früchte, Honig und Joghurt im Mixer mixen. Mit Hafermehl zu einer Paste verrühren. Die Teilnehmer auffordern, ihre Hände auf das Gerät oder den Tisch zu legen, damit sie die Vibrationen spüren.
8. Etwas von der Paste auf die Innenseite des Ellbogens der Teilnehmer auftragen, um zu testen, ob sie die Zutaten vertragen.
9. Wenn ja, zuerst ihre Hände und dann ihr Gesicht damit einreiben, wenn sie es zulassen. Die Maske einige Minuten einwirken lassen.
10. Die Teilnehmer auffordern, sich mit der Maske im Spiegel zu betrachten.
11. Maske mit warmem Wasser abwaschen und die Haut trocken tupfen.
12. Nach der Aktivität die Gruppenmitglieder so positionieren, dass sie sich voneinander verabschieden können, indem sie sich anschauen oder die Hand reichen.

Rum und Ei als Shampoo-Zusatz

Stärkt feines oder kraftloses Haar.

Ziele:

1. Eine taktile Erfahrung vermitteln (verschiedene Materialien).
2. Eine olfaktorische Erfahrung vermitteln (verschiedene Gerüche).
3. Eine gustatorische Erfahrung vermitteln (verschiedene Geschmacksrichtungen).
4. Eine auditive Erfahrung vermitteln (Geräusche elektrischer Geräte).
5. Eine interaktive Umgebung fördern.
6. Die Teilnahme an der Aktivität fördern.
7. Den Teilnehmern Gelegenheit geben, Vorlieben und Abneigungen zu äußern.
8. Den Teilnehmern Gelegenheit geben, Entscheidungen zu treffen.
9. Die Teilnehmer zur Betätigung des Schalters ermuntern und ihnen das Prinzip «Ursache-Wirkung» vermitteln.
10. Spaß haben.

Materialien und Utensilien:

- Shampoo
- Weißer Rum
- 2 Eier
  (1 für das Rezept)
- Ätherisches Pfefferminzöl
- Adapter
- Schalter
- Elektrischer Mixer
- Schüsseln
- Küchenbrett/Tablett

- Teelöffel
- Kleine Kanne
- Kleine Flaschen
- Bänder (verschiedene Sorten und Farben).

Vorgehensweise:

1. Die Gruppenmitglieder so positionieren, dass sie einander begrüßen können, indem sie sich anschauen oder die Hand reichen.
2. Die Teilnehmer unterstützen, Shampoo koaktiv in die Schüssel zu gießen.
3. Die Teilnehmer Shampoo riechen und anfühlen lassen.
4. Die Teilnehmer den weißen Rum riechen und probieren lassen, sofern niemand Medikamente einnimmt.
5. Die Teilnehmer ein Ei anfühlen lassen. Das Ei auf dem Küchenbrett/Tablett aufschlagen. Die Teilnehmer anfühlen und zuschauen lassen, wie es sich auf dem Tablett bewegt.
6. Die Teilnehmer Pfefferminzöl riechen und probieren lassen.
7. Alle Zutaten in den Mixer (plus Adapter und Schalter) geben und mixen (Verhältnis: auf eine Tasse Shampoo kommt 1 Esslöffel Rum, 1 Ei und 1 Teelöffel Pfefferminzöl). Die Hände der Teilnehmer auf das Gerät oder den Tisch legen, damit sie die Vibrationen spüren.
8. Die Teilnehmer unterstützen, Shampoo mit der kleinen Kanne in die kleinen Flaschen zu füllen.
9. Die Teilnehmer die Bänder anfühlen lassen. Flaschen mit dem von den Teilnehmern ausgewählten Band dekorieren.
10. Das Shampoo im Kühlschrank aufbewahren und wie gewohnt verwenden. Nicht länger als 5 Tage aufbewahren.
11. Nach der Aktivität die Gruppenmitglieder so positionieren, dass sie sich voneinander verabschieden können, indem sie sich anschauen oder die Hand reichen.

Duftende Einlagen für die Schublade

Ziele:

1. Eine olfaktorische Erfahrung vermitteln (verschiedene Gerüche).
2. Eine taktile Erfahrung vermitteln (verschiedene Materialien/Vibrationen).
3. Eine auditive Erfahrung vermitteln (Geräusche der elektrischen Geräte).
4. Eine visuelle Erfahrung vermitteln (Anblick der Einlagen).
5. Eine interaktive Umgebung fördern.
6. Die Teilnahme an der Aktivität fördern.
7. Den Teilnehmern Gelegenheit geben, Vorlieben und Abneigungen zu äußern.
8. Den Teilnehmern Gelegenheit geben, Entscheidungen zu treffen.
9. Die Teilnehmer zur Betätigung des Schalters ermuntern und ihnen das Prinzip «Ursache-Wirkung» vermitteln.
10. Spaß haben.

Materialien und Utensilien:

- 2 Stücke Papier in der Größe der Schublade (z. B. braunes Papier, Metzgereipapier oder recyceltes Geschenkpapier)
- 1 Esslöffel Muskatnuss (und eine Extraportion zum Anfühlen)
- 1 Esslöffel ganze Gewürznelken (und eine Extraportion zum Anfühlen)
- 1 Esslöffel Stangenzimt (und eine Extraportion zum Anfühlen
- 1 Esslöffel Duftöl
- 2 Esslöffel PVA-Klebstoff
- Elektrische Mühle/Küchenmaschine
- Adapter
- Schalter
- Pinsel
- Schüsseln
- Schere
- Teelöffel.

Vorgehensweise:

1. Die Gruppenmitglieder so positionieren, dass sie einander begrüßen können, indem sie sich anschauen oder die Hand reichen.
2. Muskatnuss, Nelken und Stangenzimt in der Mühle/Küchenmaschine (plus Adapter und Schalter) mahlen. Die Hände der Teilnehmer auf das Gerät oder den Tisch legen, damit sie die Vibrationen spüren.
3. Die Teilnehmer auffordern zu hören, wie die Gewürze zerkleinert werden.
4. Die Teilnehmer die für sie bestimmten Gewürze riechen und anfühlen lassen.
5. Die Teilnehmer Duftöl riechen lassen.
6. Duftöl und Klebstoff zu den Gewürzen geben und die Teilnehmer riechen lassen.
7. Zutaten in der Küchenmaschine gut mixen.
8. Mit dem Pinsel die Masse auf die Rückseite eines Papiers auftragen.
9. Das zweite Papier darüber legen, andrücken und trocknen lassen.
10. Nach der Aktivität die Gruppenmitglieder so positionieren, dass sie sich voneinander verabschieden können, indem sie sich anschauen oder die Hand reichen.

Schuhe putzen

Ziele:

1. Eine olfaktorische Erfahrung vermitteln (verschiedene Gerüche).
2. Eine taktile Erfahrung vermitteln (verschiedene Materialien).
3. Eine auditive Erfahrung vermitteln (Geräusche der Bürsten).
4. Eine interaktive Umgebung fördern.
5. Die Teilnahme an der Aktivität fördern.
6. Den Teilnehmern Gelegenheit geben, Vorlieben und Abneigungen zu äußern.
7. Den Teilnehmern Gelegenheit geben, Entscheidungen zu treffen.
8. Den Teilnehmern Gelegenheit geben, sich an alltäglichen Aktivitäten zu beteiligen.
9. Spaß haben.

Materialien und Utensilien:

- Schuhcreme
- Lederfett (wasserabweisende Schuhcreme)
- Bürsten (weich und hart)
- Tücher
- Schuhe.

Vorgehensweise:

1. Die Gruppenmitglieder so positionieren, dass sie einander begrüßen können, indem sie sich anschauen oder die Hand reichen.
2. Die Teilnehmer die Tücher und Bürsten anfühlen lassen.
3. Schuhcreme auf ein Tuch geben und einen Schuh damit einreiben.
4. Die Schuhe mit der harten Bürste behandeln. Die Teilnehmer die Bürsten erneut anfühlen lassen. Mit der Bürste über verschiedene Flächen und über die weiche Bürste streichen und auf die Geräusche achten, die dabei entstehen.
5. Schuhcreme mit der weichen Bürste entfernen und sie auf die gleiche Art benutzen wie die harte Bürste.
6. Die Teilnehmer ein weiches Tuch anfühlen lassen und dann den Schuh damit polieren.
7. Lederfett oder ein anderes wasserabweisendes Fett auf das Tuch geben und den Schuh damit einreiben.
8. Andere Produkte und Materialien zum Schuhputzen ausprobieren.
9. Nach der Aktivität die Teilnehmer so positionieren, dass sie sich voneinander verabschieden können, indem sie sich anschauen oder die Hand reichen.

Seifenkugeln

Ziele:

1. Eine olfaktorische Erfahrung vermitteln (verschiedene Gerüche).
2. Eine taktile Erfahrung vermitteln (verschiedene Materialien).

3. Eine auditive Erfahrung vermitteln (Geräusche der elektrischen Geräte).
4. Eine interaktive Umgebung fördern.
5. Die Teilnahme an der Aktivität fördern.
6. Den Teilnehmern Gelegenheit geben, Vorlieben und Abneigungen zu äußern.
7. Den Teilnehmern Gelegenheit geben, Entscheidungen zu treffen.
8. Die Teilnehmer zur Betätigung des Schalters ermuntern und ihnen das Prinzip «Ursache-Wirkung» vermitteln.
9. Spaß haben.

Materialien und Utensilien:

- Seifenpulver (aus dem Bastelladen) oder Seifenflocken (zum Waschen von Wolle); heißes Wasser zum Auflösen
- Ätherische Öle (z. B. Lavendel, Orange, Kiefer)
- Wattebäusche
- Wasser
- Lebensmittelfarben
- Füllstoffe (z. B. Gerstenspelzen, Weizenkeime)
- Pulverisierte Gewürze
- Elektrischer Wasserkocher
- Elektrischer Mixer
- Adapter
- Schalter
- Gefrierbeutel/Gefäße
- Metallschüsseln
- Metalllöffel
- Teelöffel
- Tasse.

Vorgehensweise:

1. Die Gruppenmitglieder so positionieren, dass sie einander anschauen oder die Hand reichen können.
2. Seifenpulver/Seifenflocken in Schüsseln geben und die Teilnehmer anfühlen lassen.
3. Ätherische Öle auf Wattebäusche geben und die Teilnehmer riechen lassen. Ihre Reaktionen notieren, um ihre Präferenzen zu identifizieren.
4. Seifenpulver in die Schüsseln füllen und die bevorzugten Öle hinzufügen.
5. Mit einem Metalllöffel mischen und die Teilnehmer das Geräusch hören lassen, das entsteht, wenn Metall mit Metall in Berührung kommt.
6. Gerstenspelzen/Weizenkeime in Schüsseln füllen und die Teilnehmer anfühlen lassen.
7. Die Teilnehmer pulverisierte Gewürze riechen lassen.
8. Weizenspelzen/Weizenkeime und pulverisierte Gewürze zum Seifenpulver geben, um die Seife formbar zu machen.
9. Alles in den Mixer (plus Adapter und Schalter) füllen und mixen (1 Esslöffel Wasser auf 2–3 Tassen Seifenpulver). Die Hände der Teilnehmer auf das Gerät oder den Tisch legen, damit sie die Vibrationen spüren. Je nach Wunsch Farbe zu dem Seifenpulver geben. So viel Wasser aus dem Wasserkocher hinzufügen, dass eine feste Masse entsteht, die sich zu Kugeln formen lässt.
10. Seife 24–28 Stunden trocknen lassen.
11. Seifenkugeln in wieder verschließbare Gefrierbeutel oder kleine Gefäße füllen.
12. Nach der Aktivität die Gruppenmitglieder so positionieren, dass sie sich voneinander verabschieden können, indem sie sich anschauen oder die Hand reichen.

Reinigende Erdbeer-Mandel-Gesichtsmaske

Ziele:

1. Eine taktile Erfahrung vermitteln (verschiedene Materialien/Vibrationen/Temperaturen).
2. Eine olfaktorische Erfahrung vermitteln (verschiedene Gerüche).
3. Eine gustatorische Erfahrung vermitteln (verschiedene Geschmacksrichtungen).
4. Eine auditive Erfahrung vermitteln (Geräusche der elektrischen Geräte).

5. Eine interaktive Umgebung fördern.
6. Die Teilnahme an der Aktivität fördern.
7. Den Teilnehmern Gelegenheit geben, Vorlieben und Abneigungen zu äußern.
8. Den Teilnehmern Gelegenheit geben, Entscheidungen zu treffen.
9. Die Teilnehmer zur Betätigung des Schalters ermuntern und ihnen das Prinzip «Ursache-Wirkung» vermitteln.
10. Spaß haben.

Materialien und Utensilien:

- ½ Gurke, geschält und klein geschnitten (erfrischende Wirkung)
- 1 Schale Erdbeeren (reinigende und pflegende Wirkung)
- 1 Esslöffel Natron (reinigende Wirkung)
- 3 Eier (Toner, Bindemittel)
- Naturjoghurt (pflegende Wirkung)
- Mandeln (beseitigt Hautunreinheiten)
- Schüsseln mit kaltem und warmem Wasser
- Adapter
- Schalter
- Elektromesser
- Elektrischer Mixer
- Elektrische Mühle
- Küchenbrett
- Löffel
- Schüsseln
- Tablett
- Spiegel.

Vorgehensweise:

1. Die Gruppenmitglieder so positionieren, dass sie einander begrüßen können, indem sie sich anschauen oder die Hand reichen.
2. Mit dem Elektromesser (plus Adapter und Schalter) die Gurke auf dem Küchenbrett klein schneiden und die Teilnehmer riechen, anfühlen und probieren lassen. Ihre Hände auf das Gerät oder den Tisch legen, damit sie die Vibrationen spüren.
3. Die Teilnehmer die Erdbeeren riechen, anfühlen und probieren lassen (5 für die Gesichtsmaske beiseitelegen).
4. Natron in eine Schüssel geben und die Teilnehmer anfühlen lassen.
5. Joghurt in zwei Schüsseln geben und die Teilnehmer anfühlen (erste Schüssel), riechen und probieren (zweite Schüssel) lassen (2 gehäufte Esslöffel für die Gesichtsmaske reservieren).
6. Die Teilnehmer ein Ei anfühlen lassen. Ei auf dem Tablett aufschlagen und die Teilnehmer anfühlen lassen.
7. Mandeln in eine Schüssel geben und die Teilnehmer anfühlen lassen.
8. Mandeln in der Mühle/im Mixer (plus Adapter und Schalter) zerkleinern (⅔ Tasse für die Gesichtsmaske reservieren). Die Hände der Teilnehmer auf das Gerät oder den Tisch legen, damit sie die Vibrationen spüren.
9. Gurke und Erdbeeren in den Mixer (plus Adapter und Schalter) füllen und pürieren.
10. Natron, Eier und Joghurt hinzugeben und auf niedriger Stufe mixen.
11. Zerkleinerte Mandeln hinzufügen und noch einmal 2 Minuten mixen.
12. Die Teilnehmer die Schüsseln mit warmem und kaltem Wasser anfühlen lassen und ihre Reaktionen notieren.
13. Etwas von der Gesichtsmaske auf die Ellbogeninnenseite der Teilnehmer auftragen, um zu testen, ob sie die Zutaten vertragen.
14. Gesicht und/oder Hände der Teilnehmer anfeuchten und dann die Gesichtsmaske mit kreisenden Bewegungen vorsichtig auftragen. Bei empfindlicher Haut nicht aufs Gesicht auftragen. Einige Minuten einwirken lassen.
15. Die Teilnehmer auffordern, sich mit der Maske im Spiegel zu betrachten.
16. Maske mit warmem Wasser abwaschen, dann mit kaltem nachspülen, damit sich die Poren schließen.
17. Nach der Aktivität die Gruppenmitglieder so positionieren, dass sie sich voneinander verabschieden können, indem sie sich anschauen oder die Hand reichen.

Wohlriechende Veilchen-Handcreme

Ziele:

1. Eine olfaktorische Erfahrung vermitteln (verschiedene Gerüche).
2. Eine taktile Erfahrung vermitteln (verschiedene Materialien/Konsistenzen).
3. Eine auditive Erfahrung vermitteln (Geräusche der elektrischen Geräte).
4. Eine visuelle Erfahrung vermitteln (Anblick des fertigen Produkts).
5. Eine interaktive Umgebung fördern.
6. Die Teilnahme an der Aktivität fördern.
7. Den Teilnehmern Gelegenheit geben, Vorlieben und Abneigungen zu äußern.
8. Den Teilnehmern Gelegenheit geben, Entscheidungen zu treffen.
9. Die Teilnehmer zur Betätigung des Schalters ermuntern und ihnen das Prinzip «Ursache-Wirkung» vermitteln.
10. Spaß haben.

Materialien und Utensilien:

- 1 Teelöffel Bienenwachs
- 3 Esslöffel Mandelöl
- Hitzebeständige Schüssel
- Kleine Kasserolle
- Zeitung
- ½ Teelöffel Getreidemehl
- 2 Esslöffel kochendes Wasser
- Elektrischer Schneebesen
- Elektrische Küchenmaschine
- Adapter
- Schalter
- 6 Tropfen ätherisches Veilchenöl
- Wattebäusche
- Geschenkgefäß
- Etiketten.

Vorgehensweise:

1. Die Gruppenmitglieder so positionieren, dass sie einander begrüßen können, indem sie sich anschauen oder die Hand reichen.
2. In einer Schüssel Bienenwachs in Mandelöl über der Kasserolle mit heißem Wasser verflüssigen.
3. Wenn das Bienenwachs flüssig ist, die Schüssel auf eine Zeitung stellen. (Dieser Arbeitsschritt kann vor der Aktivität in der Küche stattfinden. Das Bienenwachs nicht zu früh verflüssigen, da es sonst wieder fest wird.)
4. Die Teilnehmer festes Bienenwachs, Mandelöl und Getreidemehl riechen und anfühlen lassen.
5. Getreidemehl zum flüssigen Bienenwachs und dem Mandelöl geben und gut verrühren. Nach und nach das kochende Wasser hinzufügen und mit dem Schneebesen oder in der Küchenmaschine (plus Adapter und Schalter) cremig rühren. Die Hände der Teilnehmer auf das Gerät oder den Tisch legen, damit sie die Vibrationen spüren.
6. Einen Tropfen Veilchenöl auf einen Wattebausch geben und die Teilnehmer riechen lassen.
7. Veilchenöl in die Creme geben und mit dem Schneebesen so lange rühren, bis sie abgekühlt ist.
8. Die Teilnehmer etwas Creme riechen und anfühlen lassen.
9. Den Rest in das Geschenkgefäß füllen und fest werden lassen.
10. Zutaten auf die Etiketten schreiben oder Etiketten aus gepressten Blumen selbst herstellen.
11. Nach der Aktivität die Gruppenmitglieder so positionieren, dass sie sich voneinander verabschieden können, indem sie sich anschauen oder die Hand reichen.

Wollwaschmittel

Ziele:

1. Eine olfaktorische Erfahrung vermitteln (verschiedene Gerüche).
2. Eine taktile Erfahrung vermitteln (verschiedene Materialien/Temperaturen).

3. Eine visuelle Erfahrung vermitteln (UV-Lampe).
4. Eine interaktive Umgebung fördern.
5. Die Teilnahme an der Aktivität fördern.
6. Den Teilnehmern Gelegenheit geben, Vorlieben und Abneigungen zu äußern.
7. Den Teilnehmern Gelegenheit geben, Entscheidungen zu treffen.
8. Spaß haben.

Materialien und Utensilien:

- 1 Tasse denaturierter Spiritus
- 50 ml Eukalyptusöl
- 4 Tassen Seifenflocken (für Wollsachen)
- Heißes und kaltes Wasser
- Schüsseln
- Wattebäusche/Papiertücher
- Kleine Gefäße
- Deko-Artikel (z. B. farbige und glitzernde Bänder)
- Weiße Etiketten
- UV-Lampe.

Vorgehensweise:

1. Die Gruppenmitglieder so positionieren, dass sie einander begrüßen können, indem sie sich anschauen oder die Hand reichen.
2. Seifenflocken in eine Schüssel geben und die Teilnehmer anfühlen lassen.
3. Heißes und kaltes Wasser in Schüsseln füllen und die Teilnehmer die Temperaturunterschiede wahrnehmen lassen.
4. Seifenflocken und Wasser mischen und die Teilnehmer anfühlen lassen.
5. Eukalyptusöl auf die Wattebäusche/Papiertücher geben, die Teilnehmer riechen lassen und ihre Reaktionen notieren. Eukalyptusöl nicht benutzen, wenn die Gefahr besteht, dass Teilnehmer es schlucken.
6. Denaturierten Spiritus, Seifenflocken und Eukalyptusöl mischen. Denaturierten Spiritus nicht benutzen, wenn die Gefahr besteht, dass Teilnehmer ihn schlucken.
7. Die Teilnehmer die Bänder anschauen und anfühlen lassen.
8. Weiße Etiketten unter der UV-Lampe betrachten.
9. Wollwaschmittel in kleine Gläser füllen und mit Bändern und Etiketten dekorieren.
10. Eine Handvoll von dem Waschmittel in einen Eimer Wasser geben. Wollene Kleidung darin einweichen, auswringen und trocknen lassen. Ausspülen ist nicht nötig.
11. Nach der Aktivität die Gruppenmitglieder so positionieren, dass sie sich voneinander verabschieden können, indem sie sich anschauen oder die Hand reichen.

8.4 Künstlerische und handwerkliche Arbeiten

Vogelcracker

Ziele:

1. Eine gustatorische Erfahrung vermitteln (verschiede Geschmacksrichtungen).
2. Eine olfaktorische Erfahrung vermitteln (verschiedene Gerüche).
3. Eine taktile Erfahrung vermitteln (verschiedene Materialien).
4. Eine auditive Erfahrung vermitteln (Geräusche der elektrischen Geräte).
5. Eine interaktive Umgebung fördern.
6. Die Teilnahme an der Aktivität fördern.
7. Den Teilnehmern Gelegenheit geben, Vorlieben und Abneigungen zu äußern.
8. Den Teilnehmern Gelegenheit geben, Entscheidungen zu treffen.
9. Die Teilnehmer zur Betätigung des Schalters ermuntern und ihnen das Prinzip «Ursache-Wirkung» vermitteln.
10. Spaß haben.

Materialien und Utensilien:

- Brot
- Apfel
- Möhre

- Nüsse
- Speckschwarte
- Saaten, die Vögel mögen
- Trockenfrüchte
- Fett
- Elektromesser
- Elektrische Bratpfanne
- Elektrische Küchenmaschine
- Adapter
- Schalter
- Küchenbrett
- Kleine Kanne
- Schüsseln
- Keksdose/leerer Milchkarton/Plastiktasse.

Vorgehensweise:

1. Die Gruppenmitglieder so positionieren, dass sie einander begrüßen können, indem sie sich anschauen oder die Hand reichen.
2. Die Teilnehmer das Brot anfühlen und probieren lassen
3. Die Teilnehmer den Apfel anfühlen lassen.
4. Die Teilnehmer die Möhre anfühlen lassen.
5. Mit dem Elektromesser oder der Küchenmaschine (plus Adapter und Schalter) den Apfel auf dem Küchenbrett klein schneiden oder reiben. Die Hände der Teilnehmer auf das Gerät oder den Tisch legen, damit sie die Vibrationen spüren. Die Teilnehmer den Apfel riechen und probieren lassen (Teilnehmern mit Essproblemen keine Apfelstücke, sondern den Apfel geraspelt oder als Brei anbieten).
6. Möhre mit der Küchenmaschine reiben und die Teilnehmer riechen und probieren lassen, sofern niemand Essprobleme hat.
7. Überprüfen, ob die Teilnehmer Nüsse vertragen. Nüsse in eine Schüssel legen und die Teilnehmer anfühlen und probieren lassen, sofern sie keine Essprobleme haben. Darauf achten, dass Teilnehmer, die nicht kauen können, sich keine Nuss in den Mund stecken. Besteht die Gefahr, dass Teilnehmer an einer Nuss ersticken, fein gemahlene Nüsse zum Probieren anbieten. Vorher sollte jedoch mit einem Sprachtherapeuten abgeklärt werden, ob betroffene Teilnehmer fein gemahlene Nüsse vertragen.
8. Die Teilnehmer den Speck anfühlen lassen. Mit dem Elektromesser (plus Adapter und Schalter) auf dem Küchenbrett die Schwarte abschneiden und mit dem Elektromesser oder der Küchenmaschine in Stücke schneiden.
9. Die Teilnehmer koaktiv unterstützen, die Saaten in die Schüsseln zu füllen. Die Teilnehmer die Saaten anfühlen lassen (darauf achten, dass sie sie nicht in den Mund stecken).
10. Koaktiv Trockenfrüchte in Schüsseln füllen und die Teilnehmer anfühlen und probieren lassen, sofern niemand Essprobleme hat.
11. Alle Zutaten koativ in die Küchenmaschine geben und mixen.
12. Fett in die Bratpfanne geben und zerlassen, dann in die Küchenmaschine gießen und mixen. Alle Zutaten sollen in die Fettmasse eingebettet sein.
13. Masse in eine Keksdose oder Plastiktasse pressen.
14. Alternativ die Masse zu Kugeln formen und in einen Milchkarton legen. Große Seitenfenster ausschneiden, damit die Vögel ein- und ausfliegen können. Im Rahmen einer anderen Aktivität können diese Futterstationen verschönert werden (z. B. mit Farbe oder anderen Materialien).
15. Sobald der Vogelcracker fest geworden ist, aus der Keksdose oder Plastiktasse herausnehmen und draußen aufhängen. Die Teilnehmer auffordern, den Vögeln beim Fressen zuzuschauen.
16. Nach der Aktivität die Gruppenmitglieder so positionieren, dass sie sich voneinander verabschieden können, indem sie sich anschauen oder die Hand reichen.

Flüssigkeit für Seifenblasen

Ziele:

1. Eine visuelle Erfahrung vermitteln (Blasen anschauen und mit den Augen verfolgen).
2. Eine olfaktorische Erfahrung vermitteln (verschiedene Gerüche).
3. Eine taktile Erfahrung vermitteln (verschiedene Materialien).
4. Eine auditive Erfahrung vermitteln (Geräusche der elektrischen Geräte).
5. Eine interaktive Umgebung fördern.
6. Die Teilnahme an der Aktivität fördern.
7. Den Teilnehmern Gelegenheit geben, Vorlieben und Abneigungen zu äußern.
8. Den Teilnehmern Gelegenheit geben, Entscheidungen zu treffen.
9. Die Teilnehmer zur Betätigung des Schalters ermuntern und ihnen das Prinzip «Ursache-Wirkung» vermitteln.
10. Spaß haben.

Materialien und Utensilien:

- 2 Tassen flüssiges Geschirrspülmittel (¼ Tasse von einem Konzentrat)
- 6 Tassen Wasser
- ¼ Tasse Glyzerin
- Schüsseln mit warmem und kaltem Wasser
- Adapter
- Schalter
- Elektrischer Mixer
- Seifenblasenflüssigkeit
- Seifenblasenstäbe/Seifenblasenpistole (einige Seifenblasenpistolen können über einen batteriebetriebenen Unterbrecher mit dem Adapter verbunden werden)
- Schüsseln
- Schüssel zum Mixen
- Großer Löffel
- Kanne
- Messbecher.

Vorgehensweise:

1. Die Gruppenmitglieder so positionieren, dass sie einander begrüßen können, indem sie sich anschauen oder die Hand reichen.
2. Die Teilnehmer das Geschirrspülmittel in der Flasche riechen und anfühlen lassen (sie auffordern, die Flasche ohne fremde Hilfe oder koaktiv weiterzureichen).
3. Flüssigkeit in den Messbecher füllen (Teilnehmer auffordern, auf koaktive Methoden zurückzugreifen; wer Schwierigkeiten hat, die Flasche zu halten und zu gießen, kann die Kanne benutzen).
4. Die Teilnehmer warmes und kaltes Wasser in den Schüsseln anfühlen lassen.
5. Geschirrspülmittel in die Mixschüssel füllen und Wasser hinzugeben.
6. Glyzerin abmessen und dazugeben.
7. Mit dem großen Löffel umrühren oder in den Mixer (plus Adapter und Schalter) geben und mixen. Die Hände der Teilnehmer auf das Gerät oder den Tisch legen, damit sie die Vibrationen spüren.
8. Die Teilnehmer die Seifenblasenflüssigkeit in der Schüssel anfühlen lassen.
9. Einige Stunden stehen lassen und später gebrauchen.
10. Mit einer bereits fertigen Seifenblasenflüssigkeit und dem Seifenblasengerät Blasen produzieren.
11. Die Teilnehmer ermuntern, die Blasen anzuschauen, mit den Augen zu verfolgen und zu fangen. Einige Blasen in Richtung der Teilnehmer blasen, sodass sie auf deren Händen und Gesichtern landen.
12. Nach der Aktivität die Gruppenmitglieder so positionieren, dass sie sich voneinander verabschieden können, indem sie sich anschauen oder die Hand reichen.

Weihnachtsbaumkarten

Diese Aktivität kann auch zu einem Wandweihnachtsbaum erweitert werden. Die Unterstützer müssen die Wand/Karten zusammenstellen, aber jeder kann bei der Herstellung der Karten oder der Wand mitarbeiten.

Ziele:

1. Eine olfaktorische Erfahrung vermitteln (verschiedene Gerüche).
2. Eine taktile Erfahrung vermitteln (verschiedene Materialien/Vibrationen).
3. Eine auditive Erfahrung vermitteln (Geräusche der elektrischen Geräte).
4. Eine visuelle Erfahrung vermitteln (Anblick von Silber- und Goldspray, Folienpapier und fertiger Baum).
5. Eine interaktive Umgebung fördern.
6. Die Teilnahme an der Aktivität fördern.
7. Den Teilnehmern Gelegenheit geben, Vorlieben und Abneigungen zu äußern.
8. Den Teilnehmern Gelegenheit geben, Entscheidungen zu treffen.
9. Die Teilnehmer zur Betätigung des Schalters ermuntern und ihnen das Prinzip «Ursache-Wirkung» vermitteln.
10. Spaß haben.

Materialien und Utensilien:

- Juteleinen
- Feste Pappe/Holz
- Grüne Farbe
- Wacholderöl/duftende Kiefer (nicht verwenden, wenn die Gefahr besteht, dass die Öle getrunken werden)
- Kokosnuss
- Kiefernnadeln
- PVA-Klebstoff
- Teigfiguren (kleine für die Karten, große für die Wand)
- Silber- oder Goldspray
- Farbiges Zeichenpapier (für die Karten)
- Baumrinde (aus dem Park)
- Nudelholz
- Schere
- Zeitungspapier
- Küchenmaschine
- Adapter
- Schalter
- Schüsseln

Materialien für die Wand:

- Plastiktüten
- Dünne Pappe
- Dünnes Papier (verschiedene Farben)
- Sandpapier
- Papier
- Stangenzimt, Muskatnuss, Kardamom-Schoten
- Roter Stoff
- Nadel und Faden
- Baumwolle
- Getreidesirup.

Vorgehensweise:

1. Die Gruppenmitglieder so positionieren, dass sie sich voneinander verabschieden können, indem sie sich anschauen oder die Hand reichen.
2. Die Teilnehmer die Materialien riechen und anfühlen lassen.
3. Die Teigfiguren auf Zeitungspapier legen und den Teilnehmern helfen, sie mit Gold- und Silberspray zu besprühen.
4. Nach dem Trocknen den Teilnehmern helfen, die Teigfiguren entweder in einer Reihe oder in der von ihnen gewünschten Anordnung auf das Juteleinen zu kleben.
5. Während der Klebstoff trocknet, aus dem Juteleinen ein Dreieck ausschneiden, das den Weihnachtsbaum darstellt. Für jede Karte wird ein Baum ausgeschnitten. Soll eine Wand entstehen, werden die Weihnachtsbäume auf ein stabiles Brett oder Holz geklebt. Die Teilnehmer das Juteleinen anfühlen lassen.
6. Grüne Farbe mit Klebstoff, Wacholderöl, Kokosnuss und Kiefernnadeln in der Küchenmaschine (plus Adapter und Schalter)

mischen. Bäume für jede Karte ausschneiden. Die Hände der Teilnehmer auf das Gerät oder den Tisch legen, damit sie die Vibrationen spüren.

7. Mit den Fingern oder umgearbeiteten Pinseln die grüne Masse auf das Juteleinen auftragen.
8. Den Teilnehmern helfen, den Weihnachtsbaum aus Juteleinen mit den Teigfiguren wegen des taktilen Effekts auf Pappe zu kleben.
9. Am unteren Teil des Baumes Baumrinde ankleben, die den Stamm darstellt. Die Teilnehmer die Baumrinde anfühlen lassen.
10. Soll eine Wand entstehen, kommen noch Geschenke unter den Baum. Dafür werden die Plastiktüten mit Pappe und Folie kaschiert, sodass sie knistern, wenn sie berührt werden. Die Teilnehmer Pappe und Folie anfühlen und das knisternde Geräusch wahrnehmen lassen.
11. Die Teilnehmer Sandpapier anfühlen lassen (bei grobem Sandpapier darauf achten, dass sie sich nicht die Haut abschürfen). Zimtstangen mit einem elastischen Band zusammenbinden und über das Sandpapier reiben, damit sie ihren Duft abgeben. Einige Teilnehmer sind vielleicht in der Lage, den Vorgang mit einer Muskatnuss zu wiederholen oder mit ihren Händen oder dem Nudelholz das Sandpapier mit Kardamom-Schoten einzureiben. Anschließend aus dem Sandpapier Sterne ausschneiden und an den Weihnachtsbaum kleben.
12. Stechpalmenblätter auftragen: Ein Gemisch aus Getreidesirup und grüner Farbe auf Papier auftragen. Die Teilnehmer können dazu ihre Hände oder umgearbeitete Pinsel benutzen. Nach dem Trocknen Stechpalmenblätter ausschneiden.
13. Rote Beeren für die Stechpalme vorbereiten: Aus rotem Stoff Kreise ausschneiden. Einige Teilnehmer sind vielleicht in der Lage, die Ränder nach Art eines Zugbandbeutels einzufassen. Einige Tropfen Öl auf die Baumwolle geben, in die Beutel legen und sie an die Stechpalmenblätter kleben.
14. Nach der Aktivität die Gruppenmitglieder so positionieren, dass sie sich voneinander verabschieden können, indem sie sich anschauen oder die Hand reichen.

Zimt-Tonfiguren

Bei dieser Aktivität kann der Ton durch andere sensorische Komponenten, wie z. B. Muskatnuss oder Nelken, variiert werden. Muskatnuss vorher mahlen.

Ziele:

1. Eine taktile Erfahrung vermitteln (verschiedene Materialien/Konsistenzen).
2. Eine olfaktorische Erfahrung vermitteln (verschiedene Gerüche).
3. Eine auditive Erfahrung vermitteln (Geräusche der elektrischen Geräte und das Zerkleinern der Nüsse.
4. Eine visuelle Erfahrung vermitteln (Anblick der Bänder).
5. Eine interaktive Umgebung fördern.
6. Die Teilnahme an der Aktivität fördern.
7. Den Teilnehmern Gelegenheit geben, Vorlieben und Abneigungen zu äußern.
8. Den Teilnehmern Gelegenheit geben, Entscheidungen zu treffen.
9. Die Teilnehmer zur Betätigung des Schalters ermuntern und ihnen das Prinzip «Ursache-Wirkung» vermitteln.
10. Spaß haben.

Materialien und Utensilien:

- 1 Tasse Zimt
- ¼ Tasse weißer Klebstoff
- Muskatnuss, Nelken und andere Gewürze
- ¼ bis ½ Tasse Wasser
- Mühle
- Küchenmaschine
- Adapter

- Schalter
- Nudelholz
- Ausstechformen für Weihnachtsplätzchen
- Bänder
- Stift oder Trinkhalm.

Vorgehensweise:

1. Ofen auf 100 °C vorheizen.
2. Die Gruppenmitglieder so positionieren, dass sie einander begrüßen können, indem sie sich anschauen oder die Hand reichen.
3. Die Teilnehmer die einzelnen Materialien riechen und anfühlen lassen.
4. Zimt, Klebstoff, Gewürze und Wasser in einer Schüssel oder Küchenmaschine (plus Adapter und Schalter) vermengen, bis sie sich zu einer weichen Kugel formt. Die Hände der Teilnehmer auf das Gerät oder den Tisch legen, damit sie die Vibrationen spüren.
5. Ton mit dem Nudelholz etwa fingerdick ausrollen.
6. Mit den Ausstechformen Figuren ausstechen. Die Ausstechformen eventuell mit einem vertikalen oder T-förmigen Holzgriff versehen.
7. Mit einem Trinkhalm oder Stift ein kleines Loch in jede Figur stechen.
8. Figuren in den aufgeheizten Ofen legen und alle 5 bis 10 Minuten wenden, bis sie fest sind.
9. Die Teilnehmer die verschiedenen Bänder anfühlen und anschauen lassen.
10. Während die Figuren im Ofen fest werden, aufräumen. Die Teilnehmer unterstützen, den Tisch abzuwischen und die Blasen im Spülwasser anzufühlen.
11. Durch das Loch in den Figuren ein Band ziehen, eine Schlaufe machen, die Figur daran aufhängen und sich an ihrem Anblick erfreuen!
12. Nach der Aktivität die Gruppenmitglieder so positionieren, dass sie sich voneinander verabschieden können, indem sie sich anschauen oder die Hand reichen.

Zimtteig

Ziele:

1. Eine taktile Erfahrung vermitteln (verschiedene Materialien/Konsistenzen).
2. Eine olfaktorische Erfahrung vermitteln (verschiedene Gerüche).
3. Eine auditive Erfahrung vermitteln (Geräusche der elektrischen Geräte).
4. Eine interaktive Umgebung fördern.
5. Die Teilnahem an der Aktivität fördern.
6. Den Teilnehmern Gelegenheit geben, Vorlieben und Abneigungen zu äußern.
7. Den Teilnehmern Gelegenheit geben, Entscheidungen zu treffen.
8. Die Teilnehmer zur Betätigung des Schalters ermuntern und ihnen das Prinzip «Ursache-Wirkung» vermitteln.
9. Spaß haben.

Materialien und Utensilien:

- 2 Tassen Mehl
- 1 Tasse Salz
- 5 Teelöffel Zimt
- ¾ bis 1 Tasse warmes Wasser
- Schüssel oder flache Schale zum Mischen
- Elektrische Küchenmaschine
- Adapter
- Schalter
- Brett
- Plastikverpackung
- Weihnachtsband
- Ausstechformen.

Vorgehensweise:

1. Die Gruppenmitglieder so positionieren, dass sie einander begrüßen können, indem sie sich anschauen oder die Hand reichen.
2. Die Teilnehmer die einzelnen Materialien riechen und anfühlen lassen.
3. Den Teilnehmern helfen, mit den Händen Mehl, Salz und Zimt in einer Schüssel oder in der Küchenmaschine (plus Adapter und Schalter) zu vermengen. Die Hände der

Teilnehmer auf das Gerät oder den Tisch legen, damit sie die Vibrationen spüren.

4. In die Mitte der Mischung eine Delle machen und den Teilnehmern helfen, das Wasser in die Schüssel oder in die Küchenmaschine zu gießen.
5. Mit den Händen oder mit der Küchenmaschine (plus Adapter und Schalter) die Masse vermengen, bis sie sich zu einer Kugel formt. Je nach Bedarf Mehl oder Wasser hinzufügen. Der Teig soll weder bröckelig noch klebrig sein.
6. Den Teilnehmern helfen, den Teig auf einem dünn mit Mehl bestreuten Brett 5 Minuten geschmeidig und seidig zu kneten oder ihn weiter in der Küchenmaschine zu mixen.
7. Einen Teil des Tons für die Teilnehmer beiseite legen. Den Rest in Plastik verpacken, 20 Minuten kühlen und dann wie normale Tonmasse verarbeiten.
8. In der Zwischenzeit die Teilnehmer den restlichen Ton ausprobieren lassen: Anfühlen, kneten und Figuren ausstechen. Danach entsorgen und die benutzen Geräte reinigen.
9. Nach 20 Minuten Tonmasse aus dem Kühlschrank nehmen. Den Teilnehmern helfen, einen Teil des Tons ca. 1 cm dick auszurollen und mit den umgearbeiteten Ausstechformen Figuren auszustechen.
10. Aus dem restlichen Teig Rollen formen.
11. Figuren und Rollen bei 180 °C eine Stunde backen, bis sie hart sind.
12. Ein Band zum Aufhängen durchziehen oder zum Dekorieren von Kränzen verwenden.
13. Nach der Aktivität die Gruppenmitglieder so positionieren, dass sie sich voneinander verabschieden können, indem sie sich anschauen oder die Hand reichen.

Collage aus Blumen und Blättern

Ziele:

1. Eine taktile Erfahrung vermitteln (verschiedene Materialien).
2. Eine olfaktorische Erfahrung vermitteln (Geruch der verschiedenen Blumen und Kräuter).
3. Eine visuelle Erfahrung vermitteln.
4. Eine auditive Erfahrung vermitteln.
5. Die Teilnehmer zur Teilnahme und Interaktion mit den anderen animieren (z. B. Gegenstände in der Gruppe herumreichen).
6. Den Teilnehmern Gelegenheit geben, Vorlieben und Abneigungen zu äußern.
7. Den Teilnehmern Gelegenheit geben, Entscheidungen zu treffen.
8. Spaß haben und alle Dinge erkunden.

Materialien und Utensilien:

- Frischhaltefolie
- Blumen, weiche (z. B. Proteas) mit vielen Blütenblättern
- Kräuter
- Blätter (große, kleine, getrocknete und frische)
- Brett/dicke Pappe
- Schüsseln/Körbe
- Laminiergerät (als Alternative zu Frischhaltefolie).

Vorgehensweise:

1. Die Gruppenmitglieder so positionieren, dass sie einander begrüßen können, indem sie sich anschauen oder die Hand reichen.
2. Die Teilnehmer die Schüsseln/Körbe mit Blumen und Blättern untersuchen, riechen und anfühlen lassen.
3. Den Teilnehmern mit großen Blättern Luft zufächeln und ihre Reaktionen beobachten.
4. Mit verschiedenen Blumen und Blättern über Hände und Gesicht der Teilnehmer

streichen – Proteas sind meistens weich und besonders geeignet, über das Gesicht zu streichen.

5. Den Teilnehmern helfen, die Blütenblätter von den Blumen zu zupfen und in eine Schüssel zu legen.
6. Die Teilnehmer auffordern, die Blütenblätter in der Schüssel anzufühlen und ihnen helfen, die Schüssel an den nächsten Teilnehmer weiterzureichen.
7. Die Teilnehmer auffordern, die Frischhaltefolie anzufühlen und auf das quietschende Geräusch zu achten, das entsteht, wenn man mit dem Finger über die ausgebreitete Folie fährt.
8. Ein Stück Frischhaltefolie über das Brett/die Pappe legen und an den Enden einschlagen, damit es nicht verrutscht.
9. Den Teilnehmern helfen, die Blütenblätter aus der Schüssel zu nehmen und auf der Folie zu verteilen. Oder die Blumen und Blätter ganz lassen und die Folie damit dekorieren.
10. Wenn die Blütenblätter auf der Folie verteilt sind, ein zweites Stück Folie darüber legen und die Ränder versiegeln.
11. Vom Brett/von der Pappe nehmen und am Fenster befestigen.
12. Den Teilnehmern helfen, sich zum Fenster zu begeben, um zu sehen, wie das Licht durch die Collage fällt.
13. Ist ein Laminiergerät verfügbar, sollte dieses anstelle von Frischhaltefolie benutzt werden, weil die Collage dann länger hält. Für das Laminiergerät kleine, flache Blumen verwenden, die eventuell erst getrocknet werden müssen. Zu dicke Blumen sind für das Gerät nicht geeignet.
14. Nach der Aktivität die Gruppenmitglieder so positionieren, dass sie sich voneinander verabschieden können, indem sie sich anschauen oder die Hand reichen.

Fluoreszierende Aktionsmalerei

Ziele:

1. Eine taktile Erfahrung vermitteln (verschiedene Materialien/Temperaturen).
2. Eine olfaktorische Erfahrung vermitteln (verschiedene Gerüche).
3. Eine visuelle Erfahrung vermitteln (verschiedene Farben, Zinnfolie).
4. Eine interaktive Umgebung fördern.
5. Die Teilnahme an der Aktivität fördern.
6. Den Teilnehmern Gelegenheit geben, Vorlieben und Abneigungen zu äußern.
7. Den Teilnehmern Gelegenheit geben, Entscheidungen zu treffen.
8. Die Teilnehmer zur Betätigung des Schalters ermuntern und ihnen das Prinzip «Ursache-Wirkung» vermitteln.
9. Spaß haben.

Materialien und Utensilien:

- Weißer Nylontüll, ein einfaches grobes Netz oder dünnes weißes Nylon
- 4 verschiedene, fluoreszierende Akrylfarben (wasserlöslich, ungiftig)
- Kreppband
- Einmalhandschuhe
- Weiße Schüsseln zum Mischen der Farben
- Antirutsch-Matten
- Grobe Pinsel, Rollen, Pinsel mit langem Stiel
- Plastiktüten
- Putzmittel
- Wasser
- UV-Lampe/Raum.

Vorgehensweise:

1. Die Gruppenmitglieder so positionieren, dass sie einander begrüßen können, indem sie sich anschauen oder die Hand reichen.
2. Die Teilnehmer Materialien und Kreppband anfühlen und unter dem UV-Licht betrachten lassen.
3. Materialien auf dem Boden fixieren.

4. Farben unter dem UV-Licht betrachten und die Teilnehmer eine Farbe auswählen lassen.
5. Jede Farbe in eine weiße Schüssel geben und zum Verdünnen mit Wasser vermengen.
6. Farbe auf das Netz auftragen.
7. Es gibt verschiedene Möglichkeiten, die Farbe aufzutragen; dies hängt davon ab, welche Fähigkeiten die Teilnehmer haben, wofür sie sich entscheiden und ob sie bereit sind, sich schmutzig zu machen:
   (a) Farbe auf ein Rad des Rollstuhls stellen, dann auf das Netz zurollen.
   (b) Mit nackten Füßen malen oder den Pinsel oder die Rolle mit den Füßen festhalten.
   (c) Farbe auf die Fußsohle oder Handfläche einer anderen Person auftragen und ihr sagen, wo sie den Fußabdruck machen soll.
   (d) Farbe auf den eigenen Fuß oder die eigene Hand auftragen lassen und dann selbst Abdrücke machen.
   (e) Farbe mit einer über den Fuß gezogenen Plastiktüte auftragen (mit oder ohne Schuh).
   (f) Farbe mit einer Plastiktüte auftragen, die über einen Besen oder einen anderen Gegenstand mit langem Stiel gezogen wurde.
   (g) Sich nach vorne beugen und mit einem Pinsel oder einer Rolle den Boden bemalen.
8. Die Teilnehmer zwei oder mehr Möglichkeiten ausprobieren lassen und ihnen erlauben, die Kontrolle zu übernehmen (d. h. Ihren Fuß oder Ihre Hand bemalen lassen).
9. Sobald das Bild fertig ist, die Teilnehmer das Netz zum Trocken aufhängen und den Boden, sich selbst und die Rollstühle reinigen lassen. Akrylfarbe lässt sich leicht entfernen, solange sie noch nicht ganz getrocknet ist.
10. Als Nächstes das Netz in die Dunkelkammer bringen und unter Schwarzlicht ausbreiten. Die Teilnehmer auffordern, es auf verschiedene Art zu drapieren oder aufzuhängen (etwa über einem Stuhl, Hocker oder Gymnastikball) und auszuwählen, was ihnen am besten gefällt.
11. Nach der Aktivität die Gruppemitglieder so positionieren, dass sie sich voneinander verabschieden können, indem sie sich anschauen oder die Hand reichen.

Weitere Möglichkeiten:
1. Eine Gruppenaktivität organisieren: Material auf der Tischplatte fixieren und die Teilnehmer im Sitzen mit ihren Händen, Nasen, Ellbogen sowie mit Pinseln und Rollen malen lassen.
2. Die Teilnehmer mit kleineren Teilen des Materials Dinge produzieren lassen, die aufgehängt oder zusammen mit einem Ventilator benutzt werden können.
3. Mit fluoreszierendem Tüll arbeiten.
4. Mit Papier arbeiten – Schwarz ist sehr effektvoll, aber die Farbe muss dicker aufgetragen werden.
5. Den Titel des Kunstwerks und den Namen seines Schöpfers mit fluoreszierender Farbe schreiben, damit die Schrift unter Schwarzlicht sichtbar wird.
6. Farbe auf die Tischplatte oder den Boden auftragen, Material oder Papier auf die frisch aufgetragene Farbe legen, sodass ein Abdruck entsteht.
7. Teilnehmern, die mehr Struktur in der Aktivität brauchen, weniger Wahlmöglichkeiten (Farben, unterschiedliche Arbeitsweisen) anbieten.
8. Teilnehmer, die mit der Umgebung vertraut sind und gerne unter Schwarzlicht arbeiten, nach Möglichkeit in der Dunkelkammer malen lassen.

Warnhinweise!

1. Achten Sie auf Sicherheit beim Umgang mit blauem/schwarzem Licht: lassen Sie die Teilnehmer nicht ins Licht starren.

2. Arbeiten Sie nicht mit UV-Lampen, wenn einer der Teilnehmer gerade mit ätherischen Ölen massiert wurde.
3. Dämpfen Sie das Licht in der Dunkelkammer langsam, damit die Teilnehmer nicht unvermittelt mit einer völlig fremden Umgebung konfrontiert werden. Die Auswirkungen können heftig sein, besonders bei großen Werkstücken.
4. Beachten Sie die Vorsichtsmaßnahmen in Anhang 13.

Malen auf Folie oder Wellpappe

Malen auf verschiedenartigen Flächen.

Ziele:

1. Eine taktile Erfahrung vermitteln (verschiedene Materialien/Temperaturen).
2. Eine olfaktorische Erfahrung vermitteln (verschiedene Gerüche).
3. Eine visuelle Erfahrung vermitteln (verschiedene Farben, Blechfolie).
4. Eine interaktive Umgebung fördern.
5. Die Teilnahme an der Aktivität fördern.
6. Den Teilnehmern Gelegenheit geben, Vorlieben und Abneigungen zu äußern.
7. Den Teilnehmern Gelegenheit geben, Entscheidungen zu treffen.
8. Die Teilnehmer zur Betätigung des Schalters ermuntern und ihnen das Prinzip «Ursache-Wirkung» vermitteln.
9. Spaß haben.

Materialien und Utensilien:

- Reinigungsmittel
- Warmes Wasser
- Blechfolie
- Wellpappe
- Noppenfolie
- Temperafarben
- Große Blätter weißes oder schwarzes Papier
- Klebstoffpinsel und Klebstoff
- Schwamm/Rolle für die Farbe
- Mit großen Griffen versehene Pinsel
- Pappe.

Vorgehensweise:

1. Die Gruppenmitglieder so positionieren, dass sie einander begrüßen können, indem sie sich anschauen oder die Hand reichen.
2. Die Teilnehmer das Reinigungsmittel riechen und anfühlen lassen.
3. Reinigungsmittel in warmes Wasser geben und von den Teilnehmern untersuchen lassen.
4. Die Teilnehmer die Blechfolie anschauen und die Geräusche wahrnehmen lassen, die entstehen, wenn man die Folie zusammendrückt oder mit dem Finger darüberfährt.
5. Die Teilnehmer die Wellpappe anfühlen und die Geräusche wahrnehmen lassen, die entstehen, wenn man mit den Fingern über die Wellen fährt. Wird die Pappe nah an den Körper gehalten, können die Teilnehmer auch die Vibrationen spüren, die entstehen, wenn sie mit den Fingern über die Wellen fahren.
6. Die Teilnehmer die Noppenfolie anfühlen und das Geräusch wahrnehmen lassen, das beim Zerdrücken der Noppen entsteht.
7. Reinigungsmittel zu den Farben geben, damit sie auf den Flächen haften.
8. Mit den Händen auf den verschiedenen Flächen malen.
9. Teilnehmer, die nicht mit den Händen malen wollen, können Pinsel mit großem Griff oder Rollen benutzen.
10. Abdrücke von den verschiedenen Flächen machen.
11. Wenn die Abdrücke aufgehängt werden, ein Stück von der Fläche ausschneiden, von der der Abdruck stammt und auf den Abdruck kleben, um zu zeigen, woher dieser stammt.
12. Die Ränder der Bilderrahmen aus Pappe mit bemalter Folie dekorieren und an die Teilnehmer verschenken.

13. Nach der Aktivität die Gruppenmitglieder so positionieren, dass sie sich voneinander verabschieden können, indem sie sich anschauen oder die Hand reichen.

Dekorativer Glitzerteig

Ziele:

1. Eine taktile Erfahrung vermitteln (verschiedene Materialien/Konsistenzen/Vibrationen).
2. Eine olfaktorische Erfahrung vermitteln (verschiedene Gerüche).
3. Eine auditive Erfahrung vermitteln (Geräusche der elektrischen Geräte).
4. Eine visuelle Erfahrung vermitteln (Anblick des glitzernden Materials).
5. Eine interaktive Umgebung fördern.
6. Die Teilnahme an der Aktivität fördern.
7. Den Teilnehmern Gelegenheit geben, Vorlieben und Abneigungen zu äußern.
8. Den Teilnehmern Gelegenheit geben, Entscheidungen zu treffen.
9. Die Teilnehmer zur Betätigung des Schalters ermuntern und ihnen das Prinzip «Ursache-Wirkung» vermitteln.
10. Spaß haben.

Materialien und Utensilien:

- 2 Tassen Mehl
- 2 Tassen Wasser
- 3 Esslöffel Öl
- 1 Tasse Salz
- 2 Esslöffel Weinstein
- Lebensmittelfarbe (z. B. grün, rot)
- Nahrungsmittelaromen (z. B. Pfefferminz, Erdbeere)
- Glitzerzeug
- Adapter
- Schalter
- Elektrische Küchenmaschine
- Schüsseln
- Mikrowellengeeignete Schüssel
- Mikrowelle
- Knoblauchpresse
- Salzteigutensilien
- Tabletts/Bretter
- Noppenfolie, feinmaschiger Draht, geriffelte Pappe, Kordel
- Umgearbeitete Ausstechformen.

Vorgehensweise:

1. Die Gruppenmitglieder so positionieren, dass sie einander begrüßen können, indem sie sich anschauen oder die Hand reichen.
2. Die Teilnehmer die Zutaten riechen und anfühlen lassen.
3. Zutaten in der Küchenmaschine (plus Adapter und Schalter) mixen. Die Hände der Teilnehmer auf das Gerät oder den Tisch legen, damit sie die Vibrationen spüren.
4. Zutaten in die mikrowellengeeignete Schüssel füllen.
5. Die Schüssel 5 Minuten bei maximaler Energiezufuhr in die Mikrowelle stellen. Mehrmals unterbrechen und umrühren (die Zeit je nach Gerät variieren).
6. Die Teilnehmer die warme Teigmasse anfühlen lassen. Grüne Lebensmittelfarbe, Pfefferminzaroma und Glitzerzeug hinzugeben. (Bevor die Teilnehmer die Teigmasse riechen, anschauen und anfühlen dürfen, prüfen, ob sie nicht zu heiß ist.)
7. Eine weitere Portion Teig fertig machen und rote Lebensmittelfarbe, Erdbeeraroma und Glitzerzeug hinzufügen. Die Teilnehmer die warme und die kalte Teigmasse vergleichen lassen.
8. Noppenfolie, feinmaschigen Draht, geriffelte Pappe oder Kordel auf die Tabletts oder Bretter legen. Die Teilnehmer die verschiedenen Flächen anfühlen und die Teigmasse darauf legen und andrücken lassen, damit unterschiedliche Muster entstehen.
9. Den Teilnehmern helfen, den Teig durch die Salzteigutensilien zu drücken, um unterschiedliche Figuren zu machen. Teig durch die Knoblauchpresse drücken, um dünne Teigschnüre zu produzieren.

10. Mit Ausstechformen, die mit dicken horizontalen oder vertikalen Griffen versehen sind, Figuren aus dem Teig ausstechen.
11. Nach der Aktivität die Gruppenmitglieder so positionieren, dass sie sich voneinander verabschieden können, indem sie sich anschauen oder die Hand reichen.

Glitzernde Collagen/glitzernde Mobiles

Ziele:

1. Eine taktile Erfahrung vermitteln (verschiedene Materialien).
2. Eine visuelle Erfahrung vermitteln.
3. Eine auditive Erfahrung vermitteln (verschiedene Geräusche).
4. Eine interaktive Umgebung fördern.
5. Die Teilnahme an der Aktivität fördern.
6. Den Teilnehmern Gelegenheit geben, Vorlieben und Abneigungen zu äußern.
7. Den Teilnehmern Gelegenheit geben, Entscheidungen zu treffen.
8. Spaß haben.

Materialien und Utensilien:

- Großes Stück Papier/Pappe
- Schwarze Farbe
- Umgearbeitete Pinsel
- Schwämme
- Klebstoff
- Verschiedene silbrig glänzende Objekte (z. B. silbernes Sahnebonbonpapier, Silberlametta, silbernes Glitzerzeug, Weißblechfolie, silbernes Geschenkpapier, Weinverpackungen, holographisches Papier)
- Bohnen/Erbsen/Teigwaren im Paket
- Schüsseln
- Scheren
- Wasser
- Silbertablett
- Taschenlampe
- Tablett
- Schnur.

Vorgehensweise:

1. Die Gruppenmitglieder so positionieren, dass sie einander begrüßen können, indem sie sich anschauen oder die Hand reichen.
2. Stück Papier/Pappe mit den ungearbeiteten Pinseln, Schwämmen, Händen/Fingern schwarz anmalen. Teilnehmer eventuell koaktiv unterstützen.
3. Papier beiseitelegen und trocknen lassen.
4. Die Teilnehmer die Erbsen/Bohnen/Teigwaren im Paket untersuchen lassen und ihnen helfen, die Bohnen in der Verpackung anzufühlen und das Geräusch wahrzunehmen, das entsteht, wenn man die Verpackungen auf das Tablett/den Tisch fallen lässt.
5. Verpackungen öffnen und die Bohnen, Erbsen und Teigwaren koaktiv in Schüsseln füllen. Die Teilnehmer den Inhalt anfühlen lassen. Die Schüsseln bewegen und auf das Geräusch achten, das die Bohnen/Erbsen/Teigwaren dabei machen.
6. Bohnen/Erbsen/Teigwaren mit Silberspray einsprühen und trocknen lassen.
7. Die Teilnehmer die silbrig glänzenden Dinge (Lametta, Folie etc.) anfühlen, zusammendrücken und zerreißen lassen. Die Weinverpackung mit Wasser füllen und die Teilnehmer anfühlen lassen.
8. Weinverpackung leeren und in Stücke schneiden.
9. Soll eine glitzernde Collage entstehen, die silbrigen Objekte auf das schwarze Papier kleben. Soll ein Mobile entstehen, das schwarze Papier in kleinere Stücke schneiden und mit silbrigen Objekten bekleben.
10. Die Teilnehmer die Collage/das Mobile anfühlen lassen.
11. Das Mobile aufhängen/die Collage anheften. Licht ausschalten und die Collage/das Mobile mit der Taschenlampe anleuchten. Die Teilnehmer darauf aufmerksam machen, wie das Licht die silbrigen Gegenstände funkeln lässt.

12. Nach der Aktivität die Gruppenmitglieder so positionieren, dass sie sich voneinander verabschieden können, indem sie sich anschauen oder die Hand reichen.

Kräuteressig

Diese Aktivität sollte auf zwei Sitzungen verteilt werden.

Ziele:

1. Eine gustatorische Erfahrung vermitteln (verschiedene Geschmacksrichtungen).
2. Eine olfaktorische Erfahrung vermitteln (verschiedene Gerüche).
3. Eine taktile Erfahrung vermitteln (verschiedene Materialien).
4. Eine auditive Erfahrung vermitteln (Geräusche der elektrischen Geräte).
5. Eine visuelle Erfahrung vermitteln (UV-Lampe).
6. Eine interaktive Umgebung fördern.
7. Die Teilnahme an der Aktivität fördern.
8. Den Teilnehmern Gelegenheit geben, Vorlieben und Abneigungen auszudrücken.
9. Den Teilnehmers Gelegenheit geben, Entscheidungen zu treffen.
10. Die Teilnehmer zur Betätigung des Schalters ermuntern und ihnen das Prinzip «Ursache-Wirkung» zu vermitteln.
11. Spaß haben.

Materialien und Utensilien:

- Apfelessig oder weißer Weinessig
- Minze (Zweige), Petersilie, Estragon, Schnittlauch
- Rosenblätter
- Nelken
- 1 Zitrone
- Elektrische Reibe
- Adapter
- Schalter
- Schüsseln
- Trichter
- Leichte Kanne
- Flaschen mit Verschluss
- Deko-Artikel (Bänder, Etiketten, fluoreszierendes Papier)
- UV-Lampe.

Vorgehensweise:

Aktivität 1: Essig herstellen

1. Die Gruppenmitglieder so positionieren, dass sie einander begrüßen können, indem sie sich anschauen oder die Hand reichen.
2. Die Teilnehmer koaktiv die Kräuter und Rosenblätter riechen, anfühlen und weiterreichen lassen.
3. Zitrone einschneiden, damit sich der Duft entfaltet und die Teilnehmer riechen und anfühlen lassen.
4. Mit der Reibe (plus Adapter und Schalter) Zitronenschale abreiben. Die Hände der Teilnehmer auf das Gerät oder den Tisch legen, damit sie die Vibrationen spüren.
5. Die Teilnehmer etwas Zitrone probieren lassen.
6. Die Teilnehmer zwischen Kräutern und Rosenblättern wählen lassen (ihr Verhalten gibt einen Hinweis auf ihre Wahl).
7. Je nach Wahl Kräuter/Rosenblätter in die Flaschen füllen.
8. Nelken in eine Schüssel geben und die Teilnehmer anfühlen lassen.
9. Nelken und die Schale von ¼ Zitrone in jede Flasche geben.
10. Die Teilnehmer Essig riechen und probieren lassen.
11. Die Teilnehmer koaktiv unterstützen, Essig in die Flaschen zu füllen.
12. Deckel auf die Flaschen schrauben, 14 Tage auf eine sonnige Fensterbank stellen und hin und wieder umdrehen.
13. Nach der Aktivität die Gruppenmitglieder so positionieren, dass sie sich voneinander verabschieden können, indem sie sich anschauen oder die Hand reichen.

Aktivität 2: Essig umfüllen und dekorieren

1. Die Gruppenmitglieder so positionieren, dass sie einander begrüßen können, indem sie sich anschauen oder die Hand reichen.
2. Abgelagerten Kräuteressig in saubere Flaschen umfüllen. In jeder Flasche befindet sich ein kleiner Zweig der ausgewählten Kräuter.
3. Flaschen mit Bändern und/oder Etiketten dekorieren. Den Teilnehmern helfen, selbst Etiketten zu machen. Wird fluoreszierendes Papier benutzt, zuerst unter der UV-Lampe betrachten.
4. Die restliche Zeit der Aktivität nutzen, um erneut die einzelnen Kräuter und Rosenblätter zu untersuchen.
5. Nach der Aktivität die Gruppenmitglieder so positionieren, dass sie sich voneinander verabschieden können, indem sie sich anschauen oder die Hand reichen.

Zuckerguss-Bilder

Ziele:

1. Eine taktile Erfahrung vermitteln (verschiedene Materialien).
2. Eine olfaktorische Erfahrung vermitteln (verschiedene Gerüche).
3. Eine visuelle Erfahrung vermitteln (verschiedene Farben).
4. Eine interaktive Umgebung fördern.
5. Die Teilnahme an der Aktivität fördern.
6. Den Teilnehmern Gelegenheit geben, Vorlieben und Abneigungen zu äußern.
7. Den Teilnehmern Gelegenheit geben, Entscheidungen zu treffen.
8. Die Teilnehmer zur Betätigung des Schalters ermuntern und ihnen das Prinzip «Ursache-Wirkung» vermitteln.
9. Spaß haben.

Materialien und Utensilien:

- Zuckerguss
- Wasser
- Lebensmittelfarbe
- Lebensmittelaromen
- Papier
- Pipette
- Pinsel
- Schüsseln
- Wattebäusche.

Vorgehensweise:

1. Die Gruppenmitglieder so positionieren, dass sie einander begrüßen können, indem sie sich anschauen oder die Hand reichen.
2. Die Teilnehmer Wasser und Zuckerguss anfühlen lassen.
3. Etwas Zuckerguss in Wasser auflösen. Verschiedene Mengenverhältnisse Zuckerguss zu Wasser ausprobieren.
4. Lebensmittelaromen auf Wattebäusche geben und die Teilnehmer riechen lassen.
5. Lebensmittelaromen zu dem Zuckerwasser geben, um ihnen einen «Dufteindruck» zu vermitteln.
6. Nach Belieben viel oder wenig Zuckerwasser auf das Papier auftragen.
7. Teilnehmer, die dazu in der Lage sind, werden unterstützt, etwas Lebensmittelfarbe mit einer Pipette oder einem Pinsel (nach Bedarf mit entsprechendem Griff versehen) auf das Zuckerwasser zu tropfen.
8. Die Lebensmittelfarbe vermischt sich mit dem Zuckerwasser und lässt so interessante Muster entstehen.
9. Wird zu viel Lebensmittelfarbe auf das Papier getropft oder sind die Tropfen zu dicht, laufen die Farben ineinander und lassen andere Muster entstehen.
10. Papier trocknen lassen. Je nach Verhältnis Wasser zu Zuckerguss kann dies bis zu einigen Tagen dauern (daher kann die Aktivität nicht in einer Sitzung abgeschlossen werden).
11. Sind die Bilder getrocknet, Figuren ausschneiden und auf Pappe kleben.

12. Nach der Aktivität die Gruppenmitglieder so positionieren, dass sie sich voneinander verabschieden können, indem sie sich anschauen oder die Hand reichen.

Musik

Ziele:

1. Die Teilnahme an der Gruppe fördern.
2. Eine interaktive Umgebung fördern.
3. Den Teilnehmern Gelegenheit geben, verschiedene Musik zu hören.
4. Den Teilnehmern Gelegenheit geben, Entscheidungen zu treffen.
5. Vorlieben und Abneigungen der Teilnehmer ermitteln.
6. Die Teilnehmer ermuntern, stereotype Bewegungen gezielt einzusetzen (z. B. nicht auf den Tisch, sondern auf die Trommel zu schlagen).
7. Spaß haben.

Materialien und Utensilien:

- CD-Player oder Tonbandgerät
- CDs oder Tonbänder
- Behälter mit Musikinstrumenten (z. B. Glocken)
- Adapter
- Trommeln
- Schalter
- Maracas/Shaker
- Windspiel
- Tamburin
- Big Mack (Gerät, das einen eintreffenden Ruf akustisch oder optisch signalisiert).

Vorgehensweise:

1. Die Gruppenmitglieder so positionieren, dass sie einander begrüßen können, indem sie sich anschauen oder die Hand reichen.
2. CD-Player oder Tonbandgerät an Adapter und Schalter anschließen, sodass die Teilnehmer reihum verschiedene Musikarten hören können, wie z. B. Rock, klassische Musik, Popmusik, Countrymusic. Die Hände der Teilnehmer auf das Gerät oder den Tisch legen, damit sie die Vibrationen spüren und ihre Reaktionen notieren.
3. Musik laut und gedämpft spielen. Nehmen die Teilnehmer den Unterschied wahr und registrieren sie, wann die Musik aufhört/beginnt?
4. Windspiele/Glocken vor oder hinter den Teilnehmern positionieren und notieren, ob sie sich dem Klang zuwenden oder nicht. Windspiele/Glocken bewegen und notieren, ob sie dem Klang nachspüren.
5. Die Teilnehmer auffordern, den Behälter mit Musikinstrumenten herumzureichen und sich ein Instrument auszusuchen.
6. Einen Teilnehmer bitten, die Musik anzustellen und beobachten, ob die Teilnehmer mitspielen können. Wenn die Musik zu Ende ist, die Teilnehmer bitten, nicht mehr zu spielen. Das Konzept «aufhören und anfangen» vermitteln.
7. Können die Teilnehmer kein Instrument spielen, tun Sie es für sie und notieren Sie ihre Reaktionen. Haben sie eine Vorliebe für ein bestimmtes Instrument?
8. Bevorzugen die Teilnehmer ein bestimmtes Instrument und können es nicht spielen, das Instrument auf Big Mack aufzeichnen und die Teilnehmer auffordern, das Gerät (eventuell mithilfe eines am Gerät angebrachten Schalters) abzuspielen.
9. Eine andere Aktivität nutzen, um Instrumente selbst herzustellen, z. B. Shaker oder Trommeln.
10. Nach der Aktivität die Gruppenmitglieder so positionieren, dass sie sich voneinander verabschieden können, indem sie sich anschauen oder die Hand reichen.

Erdnussbutterteig

Ziele:

1. Eine taktile Erfahrung vermitteln (verschiedene Materialien).
2. Eine olfaktorische Erfahrung vermitteln (verschiedene Gerüche).
3. Eine interaktive Umgebung fördern.
4. Die Teilnahme an der Aktivität fördern.
5. Den Teilnehmern Gelegenheit geben, Vorlieben und Abneigungen zu äußern.
6. Den Teilnehmern Gelegenheit geben, Entscheidungen zu treffen.
7. Die Teilnehmer zur Betätigung des Schalters ermuntern und ihnen das Prinzip «Ursache-Wirkung» vermitteln.
8. Spaß haben.

Materialien und Utensilien:

- 1 Tasse Erdnussbutter
- 1 Tasse Trockenmilch
- 1 Tasse Honig
- 1 Tasse rohes Hafermehl
- Elektrische Küchenmaschine
- Adapter
- Schalter
- Schüsseln.

Vorgehensweise:

1. Die Gruppenmitglieder so positionieren, dass sie einander begrüßen können, indem sie sich anschauen oder die Hand reichen.
2. Zutaten in Schüsseln füllen und die Teilnehmer riechen und anfühlen lassen.
3. Zutaten in die Küchenmaschine (plus Adapter und Schalter) geben und glatt rühren.
4. Die Teilnehmer den fertigen Teig riechen und anfühlen lassen.
5. Die Teilnehmer auffordern, ihre Finger in den Teig zu drücken, aus dem Teig Figuren zu machen und ihn zu Würsten oder Kugeln zu formen.
6. Nach der Aktivität die Gruppenmitglieder so positionieren, dass sie sich voneinander verabschieden können, indem sie sich anschauen oder die Hand reichen.

Papiermaschee

Diese Aktivität kann auf mehrere Sitzungen verteilt werden.

Ziele:

1. Eine taktile Erfahrung vermitteln (verschiedene Materialien).
2. Eine auditive Erfahrung vermitteln (Geräusche der elektrischen Geräte).
3. Eine visuelle Erfahrung vermitteln (anschauen und mit den Augen verfolgen)
4. Eine interaktive Umgebung fördern.
5. Die Teilnahme an der Aktivität fördern.
6. Den Teilnehmern Gelegenheit geben, Vorlieben und Abneigungen zu äußern.
7. Den Teilnehmern Gelegenheit geben, Entscheidungen zu treffen.
8. Die Teilnehmer zur Betätigung des Schalters ermuntern und ihnen das Prinzip «Ursache-Wirkung» vermitteln.
9. Spaß haben.

Materialien und Utensilien:

Zutaten für den Klebstoff:
- 120 g Mehl
- 1 ½ Esslöffel Salz
- Wasser
- Zeitungen
- Alte Zeitschriften
- Recyclingpapier
- Farbiges Papier
- Weißes Papier
- Ballons
- Eimer/Wanne
- Farben, Filzstifte, Glitzerzeug, Bänder, Seidenpapier, Krepppapier Federn, Blumen, Blätter etc. für die Dekoration
- Vaseline
- Elektrischer Mixer

- Adapter
- Schalter
- Kleine Kanne
- Holzlöffel
- Pinsel
- Stabile Schnur
- Pinata-Füllung:
- Popcorn, Biskuits, Nüsse und Süßigkeiten*
- Kleine Geschenke (z. B. Partyhupe, Ballons, Wimpel)

*Prüfen, ob es Teilnehmer gibt, die eine Nussallergie oder Essprobleme haben.

Vorgehensweise:

1. Die Gruppenmitglieder so positionieren, dass sie einander begrüßen können, indem sie sich anschauen oder die Hand reichen.
2. Eigenschaften der verschiedenen Papierarten untersuchen (zerreißen, zusammenknüllen, beobachten, wie sie über den Boden gleiten).
3. Papier in Streifen reißen und in den Eimer/die Wanne legen.
4. Die Teilnehmer koaktiv unterstützen, Mehl und Wasser in Schüsseln zu füllen und anfühlen zu lassen.
5. Klebstoff herstellen: Wasser, Mehl und Salz im Mixer (plus Adapter und Schalter) glatt rühren. Die Hände der Teilnehmer auf das Gerät oder den Tisch legen, damit sie die Vibrationen spüren. Nicht zu viel und nicht zu wenig Wasser verwenden; wird die Paste zu wässrig, dauert es zu lange, bis das Papier trocken ist.
6. Die Teilnehmer die Ballons anfühlen lassen. Ballons aufblasen und die Teilnehmer zuschauen lassen, wie die Ballons immer größer werden. Einige Ballons fliegen lassen, damit sie sehen, wie die Ballons durch den Raum fliegen und sie mit den Augen verfolgen können. Bei den anderen Ballons die Öffnung zusammendrücken und Luft entweichen lassen, sodass ein quietschendes Geräusch entsteht.
7. Die Teilnehmer Vaseline anfühlen lassen.
8. Vaseline auf die Ballons auftragen.
9. Den Teilnehmern helfen, die Papierstreifen in Klebstoff zu tunken oder Klebstoff mit einem Pinsel/den Fingern auf dem Papier zu verteilen.
10. Ballons darin einwickeln.
11. Drei oder vier weitere Schichten darüber kleben.
12. Zum Schluss Ballons in weißes Papier einwickeln und trocknen lassen.
13. Nach dem Trocknen Ballons zum Platzen bringen und von der Papiermascheehülle entfernen.
14. Die Hüllen dekorieren.
15. Die Hüllen können für sensorische Räume verwendet werden (z. B. als Planeten). Alternative: Eine Pinata basteln. Dazu wird oben ein Loch in die Hülle geschnitten und sie wird mit kleinen Geschenken gefüllt: Popcorn, Biskuits, Nüsse und Süßigkeiten. Zwei kleine Löcher in die Hülle machen und eine stabile Schnur durchziehen. Pinata dekorieren und an die Decke hängen. Den Teilnehmern helfen, so lange auf die Pinata zu schlagen, bis sie zerbricht und die Süßigkeiten und Geschenke herausfallen.
16. Aus Pappmaschee können auch Tabletts und Schüsseln gemacht werden. Die Oberseite von Schalen und Schüsseln wird, genau wie die Ballons, mit Papier und Klebstoff bedeckt. Nach dem Trocknen die Hülle von der Schale oder Schüssel abnehmen, bemalen und dekorieren.
17. Nach der Aktivität die Gruppenmitglieder so positionieren, dass sie sich voneinander verabschieden können, indem sie sich anschauen oder die Hand reichen.

Regenstäbe und Shaker

Ziele:

1. Eine taktile Erfahrung vermitteln (verschiedene Materialien).
2. Eine auditive Erfahrung vermitteln (verschiedene Geräusche).

3. Eine visuelle Erfahrung vermitteln.
4. Eine interaktive Umgebung fördern.
5. Die Teilnahme an der Aktivität fördern.
6. Den Teilnehmern Gelegenheit geben, Vorlieben und Abneigungen zu äußern.
7. Den Teilnehmern Gelegenheit geben, Entscheidungen zu treffen.
8. Spaß haben.

Materialien und Utensilien:

- Schere
- Verschiedene Sorten Papier (z. B. fluoreszierendes Papier, holographisches Papier)
- Röhrenförmige Verpackungen, möglichst mit Deckel (z. B. Verpackungen von Kartoffelchips, Tennisbällen, Innenrolle von Geschenkpapier, Versandverpackungen)
- Pulverisierte Farbe
- Pfefferstreuer
- Reis, nicht gekocht
- Getrocknete Linsen
- Getrocknete Bohnen (z. B. Wachsbohnen)
- Getrocknete Makkaroni
- Kleine Kanne
- Schüsseln
- Klebstoff/Klebstoffspritze
- Pappe
- Papier
- UV-Lampe.

Vorgehensweise:

1. Die Gruppenmitglieder so positionieren, dass sie einander begrüßen können, indem sie sich anschauen oder die Hand reichen.
2. Die Teilnehmer Pakete mit Reis, Makkaroni, Bohnen und anderen Hülsenfrüchten untersuchen lassen (ihnen helfen, sie anzufühlen, auf ihr Tablett/den Tisch zu werfen etc.).
3. Pakete öffnen und den Inhalt in eine kleine Kanne füllen. Die Teilnehmer koaktiv unterstützen, die Bohnen etc. in Schüsseln zu füllen und zum Erkunden weiterzureichen. Nicht für Teilnehmer geeignet, die kleine Objekte verschlucken.
4. Die Teilnehmer die Röhren untersuchen lassen.
5. Die Teilnehmer auswählen lassen, welche Röhre und Füllung (Reis, Bohnen etc.) sie bevorzugen.
6. Wird eine offene Röhre benutzt, einen Deckel machen und über der Öffnung mit Klebstreifen fixieren.
7. Die Teilnehmer koaktiv unterstützen, die von ihnen ausgewählte Füllung in die Röhre zu gießen und die Enden mit Deckeln oder Pappe zu verschließen.
8. Reis eignet sich hervorragend als Geräusch für einen Regenstab. Um zu verhindern, dass der Reis sich zu schnell durch die Röhre bewegt, eine Scheibe ausschneiden, ein kleines Loch in die Mitte der Scheibe machen und die Scheibe in die Röhre schieben. Die Scheibe sollte größer sein als der Durchmesser der Röhre. Die Scheibe am Rand so beschneiden, dass sie beim Einführen in die Röhre einen Trichter bildet und ihr beschnittener Rand sich fächerförmig ausbreitet und sie gegen die Wand der Röhre drückt. Den Rand mit Klebstoff bestreichen, damit der Trichter an seinem Platz bleibt.
9. Die Teilnehmer die verschiedenen Papiersorten erkunden lassen. Das fluoreszierende Papier wegen der optischen Wirkung unter der UV-Lampe betrachten. Die Teilnehmer Papier auswählen lassen (indem sie das von ihnen bevorzugte Papier anschauen). Röhren mit dem Papier dekorieren. Wenn die Zeit ausreicht, das Papier anfeuchten und trockene pulverisierte Farbe mit dem Pfefferstreuer darüberstreuen. Wenn das Papier trocken ist, die Röhren damit dekorieren.
10. Dienen die Röhren als Regenstab, werden sie langsam umgekippt, dienen sie als Shaker, werden sie geschüttelt. Die Teilnehmer auffordern, auf die Geräusche von Bohnen, Reis, Makkaroni und Hülsenfrüchten zu achten – sind Unterschiede erkennbar? Mit Röhren experimentieren, die mit verschiedenen Mengen Reis, Bohnen, Hülsenfrüchten und Makkaroni gefüllt sind.

11. Fertige Regenstäbe und Shaker unter der UV-Lampe betrachten.
12. Nach der Aktivität die Gruppenmitglieder so positionieren, dass sie sich voneinander verabschieden können, indem sie sich anschauen oder die Hand reichen.

Seifenfarbe

Ziele:

1. Eine taktile Erfahrung vermitteln (verschiede Materialien/Temperaturen).
2. Eine olfaktorische Erfahrung vermitteln (verschiedene Gerüche).
3. Eine visuelle Erfahrung vermitteln (verschiedene Farben).
4. Eine interaktive Umgebung fördern.
5. Die Teilnahme an der Aktivität fördern.
6. Den Teilnehmern Gelegenheit geben, Vorlieben und Abneigungen zu äußern.
7. Den Teilnehmern Gelegenheit geben, Entscheidungen zu treffen.
8. Die Teilnehmer zur Betätigung des Schalters ermuntern und ihnen das Prinzip «Ursache-Wirkung» vermitteln.
9. Spaß haben.

Materialien und Utensilien:

- Warmes Wasser
- Heißes Wasser
- Lebensmittelfarbe
- Seifenflocken
- Behälter zum Mischen (z. B. Eiscremebehälter)
- Elektrischer Schneebesen
- Adapter
- Schalter
- Zeichenpapier/Pappe (weiß und schwarz)
- Kreppband
- Ätherische Öle/Düfte
- Wattebäusche
- Formica-Tisch
- Kämme.

Vorgehensweise:

1. Die Gruppenmitglieder so positionieren, dass sie einander begrüßen können, indem sie sich anschauen oder die Hand reichen.
2. Die Teilnehmer die Seifenflocken riechen und anfühlen lassen.
3. Einen Teil der Seifenflocken in warmem Wasser auflösen und die Teilnehmer anfühlen lassen.
4. Die ätherischen Ole/Düfte auf Wattebäusche geben und die Teilnehmer riechen lassen.
5. Eine ½ Tasse heißes Wasser in einen Behälter füllen, Seifenflocken und Farbe hinzugeben. Mit dem Schneebesen (plus Adapter und Schalter) so lange rühren, bis die Farbe die Konsistenz von Schlagsahne hat. Die Hände der Teilnehmer auf das Gerät oder den Tisch legen, damit sie die Vibrationen spüren.
6. Die Teilnehmer die warme Farbe anfühlen lassen.
7. Die Teilnehmer unterstützen, Farbe mit verschiedenen ätherischen Ölen auszuprobieren.
8. Den Teilnehmern helfen, mit ihren Händen auf Papier oder Pappe zu malen. Alternative: auf dem Tisch malen und einen Abdruck davon machen.
9. Eine weitere Portion Farbe zubereiten, weiß lassen und auf schwarzer Pappe damit malen.
10. Den Teilnehmern helfen, einen anderen Effekt zu erzielen, indem sie einen Kamm durch die Farbe zu ziehen.
11. Nach der Aktivität die Gruppenmitglieder so positionieren, dass sie sich voneinander verabschieden können, indem sie sich anschauen oder die Hand reichen.

Fingerfarbe aus warmem Getreidemehl

Ziele:

1. Eine taktile Erfahrung vermitteln (verschiedene Materialien).
2. Eine olfaktorische Erfahrung vermitteln (verschiedene Gerüche).
3. Eine interaktive Umgebung fördern.
4. Eine entspannende Atmosphäre schaffen.
5. Die Teilnahme an der Aktivität fördern.
6. Den Teilnehmern Gelegenheit geben, Vorlieben und Abneigungen zu äußern.
7. Den Teilnehmern Gelegenheit geben, Entscheidungen zu treffen.
8. Die Teilnehmer zur Betätigung des Schalters ermuntern und ihnen das Prinzip «Ursache-Wirkung» zu vermitteln.
9. Spaß haben.

Materialien und Utensilien:

Mengenverhältnis:
3 Teile Wasser auf 1 Teil Getreidemehl

- Getreidemehl
- Lebensmittelfarbe/normale Farbe
- Lebensmittelaromen
- Glyzerin
- Seifenflocken (wahlweise)
- Elektrische Bratpfanne
- Schüsseln
- Wattebäusche
- Schönes Papier
- Kreppband
- Holzlöffel.

Vorgehensweise:

1. Die Gruppenmitglieder so positionieren, dass sie einander begrüßen können, indem sie sich anschauen oder die Hand reichen.
2. Wasser, Getreidemehl, Seifenflocken und Glyzerin in Schüsseln füllen und die Teilnehmer anfühlen lassen.
3. Drei Teile Wasser in der Pfanne aufkochen.
4. Ein Teil Getreidemehl mit kaltem Wasser verrühren.
5. In das warme Wasser einrühren.
6. Ca. 1 Minute kochen lassen, bis ein glatter, dicker Brei entstanden ist.
7. Lebensmittelaromen auf Wattebäusche geben und die Teilnehmer riechen lassen.
8. Lebensmittelfarbe/normale Farbe und Aromen in den Mehlbrei geben.
9. Die Teilnehmer einen Teil des warmen Breis anschauen lassen und in der Zwischenzeit eine andere Farbe vorbereiten.
10. Einen Teelöffel Glyzerin hinzufügen, damit die Farbe glänzt.
11. Eine ½ Tasse Seifenflocken hinzufügen, wenn die Fingerfarbe eine unregelmäßige Struktur haben soll.
12. Papier mit Kreppband auf dem Tisch fixieren.
13. Farbe auf das Papier stellen und die Teilnehmer auffordern, mit ihren Händen oder Füßen zu malen.
14. Die warme Getreidemehlfarbe, entspannende Musik und Lavendelduft im Raum machen die Aktivität zu einer entspannenden Sitzung.
15. Nach der Aktivität die Gruppenmitglieder so positionieren, dass sie sich voneinander verabschieden können, indem sie sich anschauen oder die Hand reichen.

Geschenkpapier

Für diese Aktivität wird ein Bügeleisen gebraucht. Teilnehmer, die nicht in der Lage sind, damit umzugehen, können trotzdem teilnehmen und sich mit den sensorischen Eigenschaften der Materialien beschäftigen. Ein Unterstützer übernimmt für ihn das Bügeln.

Diese Aktivität lässt sich erweitern, wenn Trockenblumen oder gepresste Blumen selbst hergestellt werden (s. S. 121 f.).

Ziele:

1. Eine taktile Erfahrung vermitteln (verschiedene Materialien).

2. Eine olfaktorische Erfahrung vermitteln (verschiedene Gerüche).
3. Eine auditive Erfahrung vermitteln (Geräusche, die entstehen, wenn die Materialen zusammengedrückt werden).
4. Eine visuelle Erfahrung vermitteln (Münzen und Lametta betrachten).
5. Eine interaktive Umgebung fördern.
6. Die Teilnahme an der Aktivität fördern.
7. Den Teilnehmern Gelegenheit geben, Vorlieben und Abneigungen zu äußern.
8. Den Teilnehmern Gelegenheit geben, Entscheidungen zu treffen.
9. Spaß haben.

Materialien und Utensilien:

- Gewachstes Butterbrotpapier (ungebleichtes Geschenkpapier wirkt antik)
- Trockenblumen
- Gepresste Blumen
- Lametta
- Münzen.

Vorgehensweise:

1. Die Gruppenmitglieder so positionieren, dass sie einander begrüßen können, indem sie sich anschauen oder die Hand reichen.
2. Die Teilnehmer die Materialien nach Belieben riechen, anfühlen, zusammenknüllen und die dabei entstehenden Geräusche wahrnehmen lassen.
3. Ein Stück gewachstes Butterbrotpapier (ca. 60 cm lang) abreißen.
4. Papier mit der gewachsten Seite nach oben auf den Tisch legen.
5. Münzen, Lametta, gepresste Blumen oder Trockenblumen entweder beliebig oder nach den Vorstellungen der Teilnehmern auf dem Papier anordnen.
6. Ein weiteres, gleich großes Stück Papier mit der gewachsten Seite nach unten drauflegen.
7. Über die beiden Stücke Papier bügeln, um die Materialien in der Mitte zu fixieren.
8. Etwas abkühlen lassen, dann die Teilnehmer das warme Papier anfühlen lassen.
9. Nach der Aktivität die Gruppenteilnehmer so positionieren, dass sie sich voneinander verabschieden können, indem sie sich anschauen oder die Hand reichen.

Malen mit Joghurt

Ziele:

1. Eine taktile Erfahrung vermitteln (verschieden Materialien/Temperaturen).
2. Eine olfaktorische Erfahrung vermitteln (verschiedene Gerüche).
3. Eine visuelle Erfahrung vermitteln (verschiedene Farben).
4. Eine interaktive Umgebung fördern.
5. Die Teilnahme an der Aktivität fördern.
6. Den Teilnehmern Gelegenheit geben, Vorlieben und Abneigungen zu äußern.
7. Den Teilnehmern Gelegenheit geben, Entscheidungen zu treffen.
8. Die Teilnehmer zur Betätigung des Schalters ermuntern und ihnen das Prinzip «Ursache-Wirkung» vermitteln.
9. Spaß haben.

Materialien und Utensilien:

- 3 große Becher kalten, einfachen Joghurt (oder Kondensmilch)
- 3 Lebensmittelfarben
- 3 dazu passende Lebensmittelaromen (z. B. Erdbeeren für rot, Zitronen für gelb, Pfefferminze für grün)
- Papier/Pappe
- Kreppband
- Formica-Tische (damit die Teilnehmer direkt auf dem Papier malen oder die Farbe auf den Tisch auftragen und Abdrücke machen können)
- Löffel
- Wattebäusche
- Wäscheleine
- Klammern.

Vorgehensweise:

1. Die Gruppenmitglieder so positionieren, dass sie einander begrüßen können, indem sie sich anschauen oder die Hand reichen.
2. Die Teilnehmer Becher mit kaltem Joghurt anfühlen lassen.
3. In jeden Becher Joghurt eine Farbe geben und mit einem Löffel umrühren.
4. Aromen auf Wattebäusche geben und die Teilnehmer riechen lassen.
5. Aromen nach Belieben in den gefärbten Joghurt geben.
6. Den Teilnehmern helfen, mit ihren Händen auf dem Papier oder direkt auf dem Tisch zu malen.
7. Abdrücke von dem Tisch machen.
8. Abdrücke/Bilder trocknen lassen und für Karten verwenden.
9. Alternative: Lebensmittelaromen und Lebensmittelfarben mit Kondensmilch mischen. Papier unter die Wäscheleine legen und die Bilder mit Klammern an der Wäscheleine befestigen. Die Kondensmilch tropft auf das Papier und lässt individuelle Farbmuster entstehen.
10. Alternative für eine Aktivität in der Osterzeit: anstatt Papier ein Stück eiförmige Pappe unter die Wäscheleine legen.
11. Nach der Aktivität die Gruppenmitglieder so positionieren, dass sie sich voneinander verabschieden können, indem sie sich anschauen oder die Hand reichen.

Anhänge

Anhang 1
Fragebogen zum Beschäftigungsverhalten

Name des Betroffenen: ____________________

Datum des Fragebogens: ____________________

Ausgefüllt von: ____________________

Beziehung zum Betroffenen: ____________________

____

Einleitung

Dieser Fragebogen liefert Informationen zum Beschäftigungsverhalten des Betroffenen. Er sollte von einer Person ausgefüllt werden, die den Betroffenen gut kennt und mit seinen Verhaltensweisen vertraut ist.

Lesen Sie die Aussagen und machen Sie ein Kreuz in der Spalte, die dem Verhalten des Betroffenen Ihrer Ansicht nach am besten entspricht.

Es gibt drei Antwortmöglichkeiten für jede Aussage. Bitte achten Sie darauf, dass Sie jeweils nur eine Spalte ankreuzen.

Bitte lesen Sie erst die kurzen Erläuterungen zu den Antwortmöglichkeiten und füllen dann den Fragebogen aus.

Alle ausgefüllten Fragebögen werden strikt vertraulich behandelt.

Erläuterungen zu den Antwortmöglichkeiten	
Ja	Die Aussage entspricht dem Verhalten des Betroffenen. Das Verhalten tritt im Tagesverlauf häufig auf.
Nein	Die Beschreibung entspricht in keiner Weise dem Verhalten des Betroffenen. Das Verhalten tritt im Tagesverlauf nicht auf.
Manchmal	Die Aussage entspricht nicht dem üblichen Verhalten des Betroffenen, aber das Verhalten tritt sporadisch oder vereinzelt auf.

Dieser Fragebogen wurde entwickelt von Karen Bunning (Logopädin, Vereinigtes Königreich) und von Susan Fowler (Ergotherapeutin) adaptiert, Oktober 1999.

Teil A: Selbstbezogene Verhaltensweisen

Beschreibung	Ja	Nein	Manchmal	Sensorisches System
Der Betroffene geht immer wieder die gleichen Wege.				
Der Betroffene wiegt sich vor und zurück.				
Der Betroffene springt im Stehen oder Sitzen häufig auf und ab.				
Der Betroffene dreht sich im Stand Immer wieder um sich selbst.				
Der Betroffene dreht häufig den Kopf von einer Seite auf die andere.				
Der Betroffene vollführt mit Händen und Armen immer wieder die gleichen Bewegungen.				
Der Betroffene schnalzt oft mit den Fingern vor seinen Augen oder seinem Gesicht.				
Der Betroffene sammelt kleine Dinge vom Boden und anderen Flächen auf.				
Der Betroffene hantiert immer wieder auf die gleiche Art und Weise mit Objekten (wirft sie z. B. in die Luft oder dreht sie herum).				
Der Betroffene nestelt immer wieder auf die gleiche Art an seiner Kleidung.				
Der Betroffene berührt sich häufig selbst.				
Der Betroffene gibt seltsame, belanglose Äußerungen von sich.				
Der Betroffene stößt Schreie aus, die allem Anschein nach nicht von Beschwerden herrühren.				
Der Betroffene macht oft Geräusche nicht sprachlicher Art.				
Der Betroffene zeigt ein anales/orales Verhalten, das anstößig wirkt.				
Der Betroffene masturbiert an ungeeigneten Orten oder in der Öffentlichkeit.				
Der Betroffene zeigt selbstverletzendes Verhalten.				

Teil B: Personbezogene Verhaltensweisen

Beschreibung	Ja	Nein	Manchmal
Der Betroffene reagiert auf seinen Namen (z. B. dreht den Kopf, öffnet die Augen, lächelt. (genau angeben)			
Der Betroffene nimmt Blickkontakt auf.			
Der Betroffene schaut andere Personen kurze Zeit an.			
Der Betroffene betrachtet eingehend das Gesicht einer anderen Person.			
Der Betroffene beobachtet Sie/verfolgt Sie mit den Augen beim Umhergehen im Zimmer.			
Der Betroffene reagiert, wenn andere ihm die Hand zur Begrüßung reichen (z. B. ignoriert sie, schaut sie an, weicht zurück, ergreift sie). (genau angeben)			
Der Betroffene reagiert auf eine Berührung bei der Begrüßung (z. B. toleriert sie, schüttelt die Hand, lächelt, zieht seine Hand zurück, wird agitiert). (genau angeben)			
Der Betroffene ändert sein verbales Verhalten bei der Begrüßung (z. B. wird still, verbalisiert mehr). (genau angeben)			
Der Betroffene initiiert Kontakt (z. B. greift mit der Hand nach anderen/berührt sie beim sozialem Kontakt).			
Der Betroffene versucht auf andere Art, auf sich aufmerksam zu machen (z. B. rufen, auf den Tisch klopfen). (genau angeben)			
Der Betroffene reagiert auf eine Aufforderung (z. B. gib mir).			
Der Betroffene imitiert das Verhalten anderer (z. B. winkt zum Abschied). (genau angeben)			

Teil C: Objektbezogene Verhaltensweisen

Beschreibung	Ja	Nein	Manchmal
Der Betroffene beschäftigt sich mit einem Objekt.			
Der Betroffene verfolgt ein Objekt mit den Augen.			
Der Betroffene beobachtet nahe und/oder weiter entfernte Objekte. (genau angeben)			
Der Betroffene hält/erkundet Objekte, die man ihm in die Hand gibt.			
Der Betroffene erkundet aktiv Objekte (z. B. nimmt sie in den Mund/leckt an ihnen, schüttelt sie, wirft sie, lässt sie fallen, hält sie, hantiert mit ihnen, erkundet sie optisch und akustisch). (genau angeben)			
Der Betroffene greift nach Objekten.			
Der Betroffene hebt Objekte aus eigenem Antrieb auf.			
Der Betroffene geht gezielt und funktional mit Objekten um.			
Der Betroffene reagiert verbal, wenn man ihm ein Objekt gibt.			
Der Betroffene reagiert verbal, wenn er ein Objekt fallen lässt/verliert.			
Der Betroffene beschäftigt sich weniger als 30 Sekunden mit einem Objekt.			
Der Betroffene beschäftigt sich länger als 30 Sekunden mit einem Objekt. (genau angeben)			
Der Betroffene hat eine Vorliebe für ein Objekt/mehrere Objekte. (genau angeben)			
Der Betroffene wählt aus zwischen zwei/mehreren Objekten.			
Der Betroffene zeigt Vorlieben/Abneigungen an. (Objekt angeben)			

Teil D: Person-objektbezogene Verhaltensweisen

Beschreibung	Ja	Nein	Manchmal
Der Betroffene blickt abwechselnd eine andere Person und ein Objekt an.			
Der Betroffene äußert ein Bedürfnis mithilfe eines Objektes (z. B. hält er eine Tasse hoch, weil er trinken möchte).			
Der Betroffene reicht ein Objekt koaktiv an eine andere Person weiter.			
Der Betroffene reicht ein Objekt ohne fremde Hilfe weiter.			
Der Betroffene macht eine Aktivität mit einer anderen Person zusammen.			
Der Betroffene zeigt die Aktivität oder das Objekt einer anderen Person.			
Der Betroffene zeigt einer anderen Person ein begehrtes Objekt/eine begehrte Aktivität.			

Anhang 2
Sensorisches Assessment

Name: ______________________________

Daten: ______________________________

Name der Personen, die die Einschätzung durchführen: ______________________________

Selbstbezogenes Verhalten

Stimulus: Normale Situation (keine Stimuli)
Reaktion: Beschreibung des Verhaltens:

Stimulus: Selbstbezogene Verhaltensweisen
Reaktion: Was löst das selbstbezogene Verhalten aus?
Reaktion: Was unterbindet das selbstbezogene Verhalten?

Stimulus: Selbstverletzende Verhaltensweisen
Reaktion: Was löst das selbstverletztende Verhalten aus?
Reaktion: Was unterbindet das selbstverletztende Verhalten?

Personbezogenes Verhalten (Begrüßung)

Stimulus: Reaktion auf Öffnen der Tür

Reaktion:

Stimulus: Nahm Blickkontakt auf

Reaktion:

Stimulus: Reaktion auf Anrede mit eigenem Namen

Reaktion:

Stimulus: Reaktion auf einen anderen Namen

Reaktion:

Stimulus: Tolerierte Berührung der Hand/des Arms

Reaktion:

Stimulus: Streckte die Hand aus – initiierte eine Interaktion

Reaktion:

Stimulus: Beobachtete andere Menschen mit Interesse

Reaktion:

Stimulus: Reaktion auf bekannte/unbekannte Menschen

Reaktion:

Objektbezogenes Verhalten

Visuelle Stimuli

Die Einschätzung der meisten Stimuli kann im multisensorischen Raum erfolgen.

Achten Sie auf:
Schielen
Nystagmus
Zusammenkneifen der Augen
Bevorzugung eines Auges
Kompensatorisches Neigen des Kopfes
Reaktion der Pupillen auf Licht
Kein Blinzeln als Schutzreflex

Tritt eines dieser Merkmale auf, muss ein Augenarzt konsultiert werden.

Stimulus: Bevorzugt Lichter/Objekte? Welches Licht/welche Objekte?

Reaktion:

Stimulus: Verfolgt Lichter/Objekte mit den Augen? Welches Licht/welche Objekte?

Reaktion:

Stimulus: Blickfeldpräferenz (zwei Objekte/Lichter)

Reaktion:

Stimulus: Licht (Taschenlampe)

Reaktion: Bleibt ruhig/bewegt sich

Reaktion: Nah/fern

Reaktion: Zentrale Sehkraft

Reaktion: Periphere Sehkraft. Lichter/Objekte

Stimulus: Verschiedenfarbige Lichter

Reaktion:

Stimulus: Fiberoptik Spray

Reaktion:

Stimulus: Dias

Reaktion:

Stimulus: Licht auf Folie/Lichter in Bewegung

Reaktion:

Stimulus: Spiegelkugel

Reaktion:

Stimulus: Slinky (Spielzeug aus einer Metall- oder Kunststoff-Schraubenfeder)

Reaktion:

Stimulus: Reflexion im Spiegel

Reaktion:

Stimulus: Blasen

Reaktion:

Stimulus: Wunderkerzen (nicht im multisensorischen Raum einschätzen)

Reaktion:

Stimulus: Visuelles Interesse an alltäglichen Objekten, z. B. Tasse (Einschätzen, wenn der Betroffene trinkt/isst)

Reaktion:

Bewegung und Vibration

Stimulus: Trampolin

Reaktion:

Stimulus: Schwimmen

Reaktion:

Stimulus: Reiten auf dem Pferd

Reaktion:

Stimulus: Tanzen im Rollstuhl

Reaktion:

Stimulus: Drehsessel

Reaktion:

Stimulus: Hydraulischer Schwerlastlift

Reaktion:

Stimulus: Großer Ventilator

Reaktion:

Stimulus: Kleiner Ventilator

Reaktion:

Stimulus: Kleiner Vibrator

Reaktion:

Stimulus: Vibrationsschlange

Reaktion:

Stimulus: Vibrationsspinne

Reaktion:

Taktile Stimuli

Einschätzen während der Gruppenaktivität (z. B. Massage, handwerkliche Betätigung oder Kochen).

Stimulus: Kalte Objekte, z. B. Eis, gefrorene Erbsen (eingepackt in Flanell oder Beutel), Eiscreme, kaltes Wasser

Reaktion:

Stimulus: Heiße Objekte, z. B. heiße Packungen, warmes Wasser, Flasche mit heißem Wasser

Reaktion:

Stimulus: Glitschige Objekte, z. B. Schlamm, Gelee

Reaktion:

Stimulus: Harte Objekte, z. B. Makkaroni, Reis, Teigwaren, Spielzeug, Glas-/Plastikflasche

Reaktion:

Stimulus: Grobe/unebene Objekte, z. B. Kies, Sand, Topfkratzer, Kiefernzapfen, Massagehandschuh, Luffa

Reaktion:

Stimulus: Glatte Objekte, z. B. Samt, Seide

Reaktion:

Stimulus: Weiche Objekte, z. B. Talkum-Puder, Getreidemehl, Schafwolle, Noppenfolie, Pelz, Rasierschaum, Soft-Ball

Reaktion:

Stimulus: Klebrige Objekte, z. B. Marmelade, Honig

Reaktion:

Stimulus: Massage

Reaktion:

Auditive Stimuli

Einige dieser Stimuli können im Kontext von Aktivitäten (z. B. Musik) eingeschätzt werden.

Stimulus: Kreisel (auch ein visueller Stimulus)
Reaktion:

Stimulus: Glocken
Reaktion:

Stimulus: Türklingel
Reaktion:

Stimulus: Windspiele
Reaktion:

Stimulus: CD-Player oder Tonband (Musik)
Reaktion: Zentrale Sehkraft

Stimulus: Verschiedene Arten von Musik
Reaktion:

Stimulus: Musikinstrumente
Reaktion:

Stimulus: Big Macks (Geräte, die einen eintreffenden Ruf akustisch oder optisch signalisieren). Leise/laut
Reaktion:

Stimulus: Trommel (laut)
Reaktion:

Stimulus: Pager (laut)
Reaktion:

Stimulus: Rascheln von Papier

Reaktion:

Stimulus: Alltägliche Geräusche, z. B. Schritte, Klingeln der Mikrowelle, Besteck in der Schublade, Telefon

Reaktion:

Gustatorische/olfaktorische Stimuli (schmecken und riechen)

Einschätzung im Kontext sensorischer Aktivitäten (z. B. kochen); Einschätzung der Reaktion auf olfaktorische Stimuli im Kontext von aromatherapeutischen Aktivitäten.

Stimulus: Bitter, z. B. Zitrone, Pampelmuse

Reaktion:

Stimulus: Zucker/süß, z. B. Honig, Schokolade

Reaktion:

Stimulus: Pikant, z. B. Hefeextrakt

Reaktion:

Stimulus: Würzig/scharf, z. B. Currypulver

Reaktion:

Stimulus: Salzig, z. B. Anchovis, Oliven

Reaktion:

Stimulus: Intensiver Geschmack, z. B. Knoblauch, Zwiebeln, Blauschimmelkäse

Reaktion:

Stimulus: Weiche Nahrung, z. B. Joghurt

Reaktion:

Stimulus: Harte Nahrung, z. B. Äpfel

Reaktion:

Stimulus: Parfüm

Reaktion:

Stimulus: Ätherische Öle, z. B. Lavendel, Orange, Eukalyptus

Reaktion:

Kognitive Fähigkeiten

Hat Objektpermanenz

Hat das Prinzip «Ursache-Wirkung» verstanden

Wurde eine Entscheidung getroffen oder eine Präferenz geäußert? Wie?

Dauer der Aufmerksamkeit in Bezug auf einzelne Objekte

Dauer der Aufmerksamkeit in Bezug auf einzelne Aktivitäten.

Stimmung

Vorherrschende Stimmung vor dem Assessment

Vorherrschende Stimmung während des Assessments

Stimmungswechsel

Einschätzung der Position

Im Rollstuhl

In Rückenlage

In Bauchlage

In Seitenlage

Auf dem Boden sitzend

Andere

Optimale funktionale Position.

Sensorisches Assessment – zusätzliche Informationen

Dieser Anhang enthält Definitionen und liefert zusätzliche Informationen über die Reaktionen der Betroffenen auf einzelne Stimuli und ihren Umgang mit Objekten.

Beobachtung der Reaktion auf Stimuli

Achten Sie während der Präsentation der einzelnen Stimuli auf die Reaktionen der Betroffenen, insbesondere auf die Intensität der Aktivität von:

- Kopf
- Gesicht
- Mund
- Augen
- Händen
- Armen
- Beinen
- Körper
- Verbalisierungen.

Augenkrankheiten (Definitionen)

- Schielen: abweichende Position des Auges.
- Nystagmus: rhythmische unfreiwillige Bewegung des Augapfels.
- Hippus: kleine Verengungen/Erweiterungen der Pupille, spontane, nicht von äußeren Stimuli (z. B. Licht) ausgelöste Bewegungen der Iris.
- Zusammenkneifen der Augen: am Gesichtsausdruck lässt sich das Bemühen um bessere Sicht ablesen (z. B. halb geschlossene oder zusammengekniffene Augen).
- Präferenz eines Auges: eine Auge abdecken und ein Licht/Objekt zeigen.

Wie man testen kann, ob Betroffene ein Objekt sehen können, wenn sie den Anschein erwecken, Objekte nicht zu sehen

Die folgende simple Methode verrät, ob Betroffene ein Objekt sehen können: ein helles Objekt wird mit einem Luftzug kombiniert. Man zeigt wiederholt das Objekt und bläst den Betroffenen durch Zusammendrücken einer Flasche gleichzeitig Luft ins Gesicht. Nach einer Weile werden die Betroffenen in Erwartung des Luftzugs mit Blinzeln oder einer Bewegung auf das Objekt reagieren.

Beobachtung der Betroffenen während der Interaktion mit Objekten

Achten Sie darauf, was der Betroffene mit einem Objekt macht, z. B.:

- es anschauen
- mit den Augen verfolgen
- danach greifen
- damit hantieren
- es halten
- es werfen/fallenlassen
- Ihnen übergeben.

Stimmungswechsel

Notieren Sie, in welcher Stimmung die Teilnehmer während der Sitzung sind (z. B. wach, fröhlich, teilnahmslos, agitiert). Notieren Sie auch, ob ihre Stimmung sich während der Sitzung verändert und was Sie für die Ursache der Veränderung halten (ein Teilnehmer kann beispielsweise in agitiertem Zustand in die Sitzung kommen und durch ruhige Musik in einen Zustand der Entspannung versetzt werden; ein anderer kann sehr schläfrig sein und durch helles Licht wacher werden).

Objektpermanenz

Der Betroffene weiß, dass ein Objekt existiert, auch wenn er es nicht sehen kann.

Ursache und Wirkung

Der Betroffene weiß: Wenn ich etwas tue (z. B. den Schalter betätigen), löse ich gleichzeitig etwas anderes aus (z. B. das Licht geht an).

Definition der kognitiven Stufen

Die folgenden Definitionen stammen von Coupe O'Kane/Goldbart (1988); Blomberg/West (1997).

Reflexhaftes Verhalten:

- Schläft viel
- Reflexhafte Aktivitäten – saugen, nach etwas greifen
- Erschrickt bei Berührung/lauten Geräuschen
- Äußert Unbehagen/Beschwerden
- Beobachtet Personen/Objekte kurze Zeit.

Reaktives Verhalten:

- Verhält sich anders bei Kontakt mit Menschen/Objekten (z. B. bewegt den Kopf häufiger, lächelt, verbalisiert – dies kann bedeuten, dass dem Betroffenen etwas gefällt, aber letztendlich interpretiert die Betreuungsperson das Verhalten).
- Reagiert auf Unterschiede, was Stimmqualität, Gesichtsausdruck, Körpersprache betrifft.
- Initiiert keine Interaktionen, aber reagiert auf sie.
- Reagiert auf gleichbleibende Routinen – kann antizipieren (z. B. sieht eine Tasse/spürt sie an der Lippe und öffnet den Mund).
- Geteilte Aufmerksamkeit – der Betroffene schaut auf dasselbe Objekt.
- Schaut und wendet sich der Geräuschquelle zu – speziell Stimmen.

Proaktives Verhalten:

- Erforscht aus eigenem Antrieb die Umgebung anstatt darauf zu warten, dass ihm Objekte präsentiert werden.
- Funktionalen Objekten wird eine Bedeutung zugeordnet (z. B. bedeutet eine Tasse trinken).
- Reagiert unterschiedlich auf Fremde und auf vertraute Personen.
- Wiederholt Bewegungen, die interessante Dinge ausgelöst haben.
- Geht auf unterschiedliche Art mit Objekten um (z. B. schütteln, schlagen, werfen).
- Zeigt gleichbleibende Reaktionen, die dahingehend gelenkt werden können, dass sie «mehr» bedeuten (z. B. verbalisiert, wenn man Blickkontakt aufnimmt und fragt «Möchtest du noch mehr?», z. B. von dem Essen); auf dieser Stufe wissen die Betroffenen oft noch nicht, dass dies «mehr» bedeutet und verwenden die gleiche Verbalisierung für «ja» (z. B. «Kann ich deinen Beutel vom Tablett nehmen?»).
- Greift nach Objekten – die Betreuungsperson interpretiert dies als Entscheidung.

Die folgenden Beschreibungen stammen von Knickerbocker (1980); Sanderson/Gitsham (1990).

Vermeiden:

- Sehr passiv/schläft.
- Meidet Menschen/die Berührung von Dingen.
- Wendet sich von Menschen/vom Tisch ab.
- Zieht sich von der Gruppe zurück und verkriecht sich in eine Ecke.
- Aktivitäten werden dem Betroffenen angeboten. Er beschäftigt sich nicht aus eigenem Antrieb damit.
- Meidet Berührungen; sie werden als irritierend empfunden.

Erkunden:

- Toleriert die Berührung von Personen, die er kennt und denen er vertrauen kann – sein Verhalten ist vorhersehbar (der Betroffene weiß, dass er sich jederzeit zurückziehen kann).
- Fängt an, alles anzufassen.
- Untersucht seine Umgebung aus eigenem Antrieb.
- Entwickelt Vorlieben.
- Wiederholt Handlungen, die zu interessanten Ergebnissen geführt haben.
- Beginnt das Prinzip «Ursache-Wirkung» zu verstehen – Zunächst nimmt der Betroffene wahr: Ich tue etwas und dann geschieht etwas, aber er stellt noch keine Verbindung zwischen den beiden Ereignissen her; später verändert sich seine Wahrnehmung: Wenn ich etwas tue, geschieht etwas, aber ich weiß nicht, wieso.

Organisieren:

- Versteht das Prinzip «Ursache-Wirkung» – Wenn ich dies tue, geschieht das.
- Hat Objektpermanenz.
- Kann einzelne Stimuli unterscheiden – erkennt, welche Dinge ähnlich und welche unähnlich sind.

Integrieren:

- Erkundet die Umgebung mit allen Sinnen.
- Integriert die Sinne (z. B. koordiniert Hand und Auge).
- Verknüpft vergangene Erfahrungen mit der Gegenwart her (z. B. das habe ich früher schon einmal erfahren und gemocht).
- Experimentiert: geht auf unterschiedliche Art mit ein und demselben Objekt und auf die gleiche Art mit verschiedenen Objekten um.
- Nutzt Versuch und Irrtum, wenn er Objekte erkundet und ausprobiert, wie sie funktionieren/welche Geräusche sie produzieren.

Konzeptualisieren:

- Entwickelt Problemlösungsstrategien.
- Wendet nicht mehr die Methode «Versuch und Irrtum» an.

Anhang 3
Selbstbezogene Verhaltensweisen

Formblatt: Detaillierte Angaben

Name	Selbstbezogenes Verhalten				Stimulierte sensorische Systeme			
	Welches Verhalten?	Nicht funktional?	Repetitiv?	Selbststimulierend?	Gesichtssystem	Gehörsystem	Geschmacks-/ Geruchssystem	Bewegungssystem

Formblatt: Allgemeine Angaben

Name	Selbstbezogenes Verhalten	Stimulierte sensorische Systeme

Selbstbezogenes Verhalten: Analyse

Name: ______________________ Datum: ______________________

Selbstbezogenes Verhalten (z. B. sich vor und zurück wiegen)	Welches System wird stimuliert? (z. B. das vestibuläre)	Was unterbindet das selbstbezogene Verhalten? (z. B. Springen auf dem Trampolin)	Welches System wird stimuliert? (z. B. das vestibuläre)	Vorgeschlagene Aktivität (z. B. Springen auf dem Trampolin)

Anhang 4
Interessen

Name des Betroffenen: ______________________________

Datum: ______________________________

Name der Person, die die Einschätzung durchführt: ______________________________

Assessment basiert auf: (bitte einkreisen)

Eigenes Wissen Befragung Beobachtung

Basiert das Assessment auf Befragung, Name der befragten Person: ______________________________

Beziehung zu dem Betroffenen: ______________________________

Umgebung	Häufig benutzte Objekte und Vorlieben	Aktivitäten, die der Betroffene häufig unternimmt und mag	Menschen, mit denen der Betroffene oft und gerne zusammen ist
Zu Hause			
Arbeit oder Tageszentrum			
Freizeit			

Anhang 5
Beschäftigungsverhalten: Checkliste

Name: ______________________ Datum: ______________________

Selbstbezogene Verhaltensweisen	Personbezogene Verhaltensweisen	Objektbezogene Verhaltensweisen	Weitere Anmerkungen

Anhang 6
Formblatt: Vorlieben und Abneigungen

Vorlieben	Welches sensorische System wird stimuliert?	Abneigungen	Welches sensorische System wird stimuliert?

Anhang 7
Formblatt: Die Kommunikation des Betroffenen und deren Bedeutung

Individuelle Kommunikation von: ______

Was__________ tut (beschreiben Sie Verhaltenweisen, wann, wo und was geschieht)	Was es bedeutet (Interpretation desVerhaltens)	Was ist zu tun (wie Kommunikationspartner reagieren sollten)

Ausgefüllt von: ______

______

Datum (Beginn): ______

Anhang 8
Formblatt: Zusammenfassung des sensorischen Assessments

Name:		**Datum:**
Wie Vorlieben geäußert werden		**Wie Abneigungen geäußert werden**
Nähere Angaben entnehmen Sie bitte Anhang 6: Kommunikation des Betroffenen		
Zeigt der Betroffene selbstbezogene Verhaltensweisen? **Wie sie unterbunden/reduziert werden können**		
Interesse an Personen – wie ist es erkennbar?		
Interesse an Objekten – wie ist es erkennbar?		
Person-objektbezogenes Verhalten? (Beides muss funktional sein)		
Welches sensorische System bevorzugt der Betroffene? (Bitte einkreisen)		
visuell	gustatorisch	olfaktorisch
auditiv	taktil	vestibulär
Niveau der Kommunikation		
Nicht intentional • reflexhaft • reaktiv • proaktiv		Informell intentional
Intellektuelles Niveau (Bitte einkreisen)		
vermeiden	integrieren	organisieren
erkunden	konzeptualisieren	
Empfehlungen Folgende Punkte gilt es zu beachten: • Pläne für Aktivitäten • Aktivitäten, die der Betroffenen mag • Programme zur Entwicklung individueller Fähigkeiten (z. B. solche, die Betroffenen vermitteln, einen Schalter zu betätigen) • Förderung der Selbständigkeit (z. B. bei den Mahlzeiten) • Schaffung einer kommunikationsfördernden Umgebung (z. B. dem Betroffenen Gelegenheit geben zu signalisieren, dass er «mehr» möchte und ihm die Chance bieten, Entscheidungen zu treffen) • Information über Techniken (z. B. wie man richtig massiert)		

Anhang 9
Formblatt: Bericht über die Arbeit im multisensorischen Raum (Musterexemplar)

Bitte ankreuzen, welche Geräte verwendet wurden und ob die Geräte funktioniert haben.

Funktioniert ein Gerät nicht, bitte ____________________

informieren oder in ein Mängel-Buch eintragen ____________________

Name:		**Datum:**
Multisensorischer Raum Beschreiben Sie, wie der Betroffene sich verhält, wenn er zum ersten Mal den Raum betritt und in welcher Stimmung er sich befindet.		
Position im multisensorischen Raum (Bitte einkreisen)		
Rollstuhl	Rückenlage	Bauchlage
Seitenlage	auf dem Boden sitzend	andere
Selbstbezogene Verhaltensweisen Beschreibung: Was unterbindet die selbstbezogenen Verhaltensweisen?		
Selbstverletzende Verhaltensweisen Beschreibung: Was löst das selbstverletzende Verhalten aus?		

Stimmungswechsel

Beschreiben Sie, wie sich die Stimmung des Betroffenen verändert hat (z. B. anfangs agitiert, beruhigte sich dann, war erneut agitiert, als ein bestimmtes Gerät gebracht wurde).

Wie lange hat es gedauert, bis der Betroffene sich beruhigt hat?

Wie lange hat es gedauert, bis der Betroffene die selbstbezogenen/selbstverletzenden Verhaltensweisen unterlassen hat?

Personbezogenes Verhalten

Nahm Blickkontakt auf:

Tolerierte Berührung der Hand/des Arms:

Nahm Kontakt auf – initiierte die Interaktion:

Zeigte geteilte Aufmerksamkeit (z. B. schaute Sie an und schaute das Gerät an):

Objektbezogenes Verhalten

Notieren Sie, wie lange die Aufmerksamkeit auf einzelne Objekte gerichtet blieb und ob der Schalter ohne fremde Hilfe oder proaktiv betätigt wurde.

Reaktion auf:

- Fiberoptik-Spray
- Dias
- Spiegelkugel/Scheinwerfer und farbiges Rad
- Windkanal
- Leselampe/Lichter auf Spiegelbelag/Kreisel/magische Lichter
- Ventilator/ Windspiel/Glocken/Vorhänge/Wimpel
- Vibrationsschlange
- Kassettenrekorder/Big Macks (leise/laut)
- Pethna (Musikbox)
- Andere

Wie wurde die Auswahl getroffen oder die Präferenz angezeigt?

Dauer der Sitzung ______________

Anhang 10
Geräte, die für die sensorischen Aktivitäten gebraucht werden

Elektrischer Dosenöffner
Elektromesser
Elektrischer Schneebesen
Elektrische Küchenmaschine/Mixer
Elektrische Mühle für Kaffee und Nüsse
Elektrischer Entsafter
Elektrische Bratpfanne
Elektromixer; kann über einen Adapter mit einem Schalter verbunden und auch als Würfel-Roulette benutzt werden

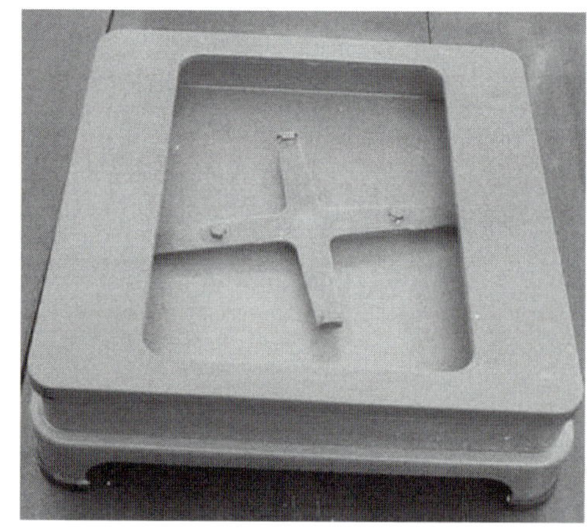

Mit einem Schalter zu bedienender Wasserkocher
Adapter/Verbindungen
Schalter
Kleine leichte Kanne
UV-Lampe
Umgearbeitete Pinsel/Rollen/Stempel (s. Bild)

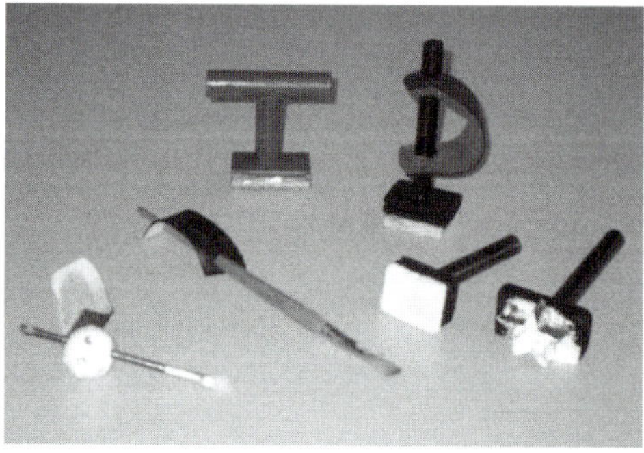

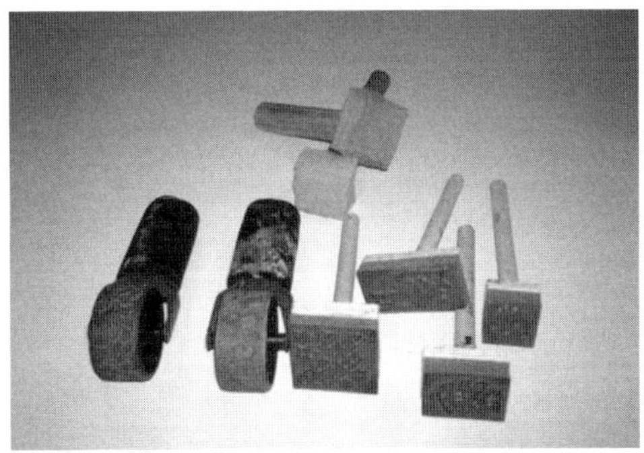

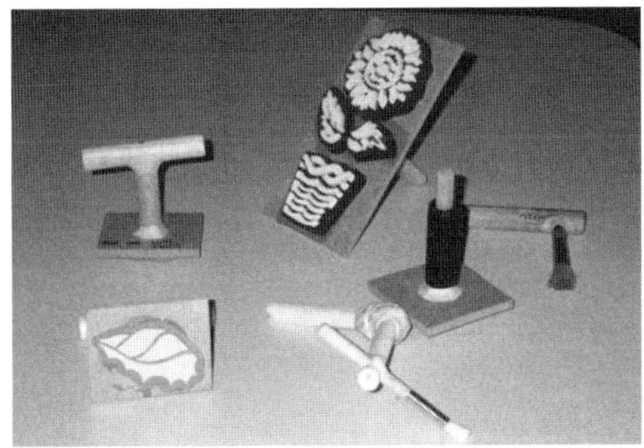

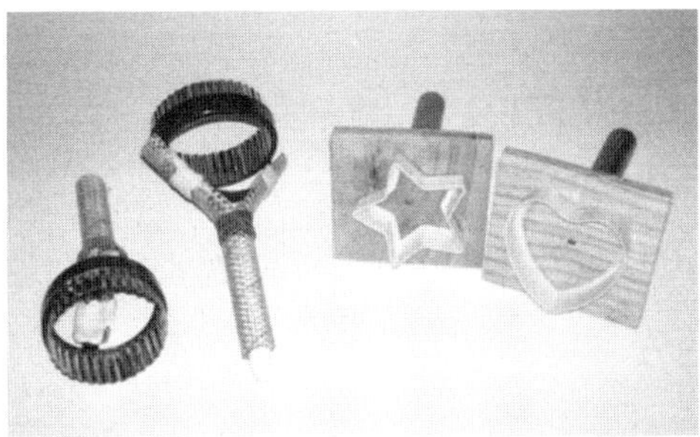

Umgearbeitete Ausstechformen für Plätzchen (s. Bild)

Anhang 11 Geräte, mit denen multisensorische Räume gewöhnlich ausgestattet sind

Taktil

Vibro-akustische Sitzsäcke
Vibrationsbetten
Vibrationsmatten
Massageröhren/-schlangen
Ball-Pool
Taktile Wände
Wände für Aktivitäten
Ventilator
Matten, Stühle, Sitzsäcke, Betten

Bewegung

Balance Floater
Chilling Bag
Hängematte, -stuhl
Blasensäule
Wasserbett oder Wassersessel

Visuell

Blasensäule
Sonnenprojektor
Spiegel
Scheinwerfer und farbiges Rad
Spiegelkugel
Fiberoptik-Spray
Windkanal
Lichttunnel
Diaprojektor
Bunte Lichter
UV-Lampe/UV-Ecke
Katharinenrad, Farbräder
Lichterhimmel

Auditiv

Tonsystem
Musikwände oder -bereiche
Soundkissen
Echorohre
Windspiele

Olfaktorisch

Duftzerstäuber
Riechrohre

Andere

Integriertes Schaltersystem oder Adapter Schalter:

- drahtlose Schalter
- Tonschalter
- Projektorensets
- LED-Faseroptik-Projektor
- Space-Projektor
- Big Mack (Gerät, das einen eintreffenden Ruf akustisch oder optisch signalisiert)

Anhang 12
Die Vorteile, die sensorisch fokussierte Aktivitäten bieten und die Fähigkeiten, die nötig sind, um sie zu organisieren

Die Vorteile, die sensorisch fokussierte Aktivitäten bieten	Die Fähigkeiten, die nötig sind, um sensorisch fokussierte Aktivitäten zu organisieren
• Mehr Interaktionen mit Unterstützern und anderen Betroffenen • Mehr Partizipation an Aktivitäten • Mehr Kommunikation (z. B. mehr Blickkontakt, mehr verbale Äußerungen, mehr Einblick in die Körpersprache anderer) • Reduzierung der selbstbezogenen Verhaltensweisen • Eine Umgebung, die Entscheidungen ermöglicht und die Teilnehmer animiert, dies zu nutzen • Bessere Wahrnehmung der Umgebung und anderer Menschen • Gesteigertes Selbstwertgefühl • Häufigere Reaktion auf Menschen und Objekte • Mehr Initiative • Mehr Reziprozität • Teilnehmer haben Spaß und amüsieren sich • Verbesserung der Fähigkeiten (z. B. der Fähigkeit, einen Schalter zu betätigen) • Bessere Wahrnehmung der Vorlieben, Abneigungen und Interessen sowie der Art und Weise, wie sie geäußert werden	• Gute Beobachtungsgabe • Gute interaktive Fähigkeiten • Die Fähigkeit, mit Menschen auf der nicht intentionalen Stufe zu kommunizieren • Konsequenz in Bezug auf das eigene Verhalten • Andere befähigen anstatt zu «machen» • Den Betroffenen die Zeit geben, die sie brauchen, um zu reagieren • Geduld • Enthusiasmus • Andere anspornen • Teilnehmer respektvoll behandeln • Die Bedürfnisse der Teilnehmer kennen und wissen, wie sie geäußert werden • Realistische Ziele setzen – während einer Aktivität niemals zu viel verlangen • Fähigkeit, Probleme zu lösen • Flexibilität • Genügend Zeit einplanen, um sich auf die Aktivitäten vorzubereiten • Gute Fähigkeiten, was die Aufzeichnung des beobachteten Verhaltens und dessen Deutung anbelangt • Ideen entwickeln

Anhang 13
Hinweise für den Umgang mit UV-Licht

1. Nicht direkt in UV-Licht schauen – Lampe abwinkeln oder eine Blendleiste an der Röhre anbringen.
2. Kein UV-Licht nach einer Massage mit bestimmten ätherischen Ölen (z. B. Bergamott-Öl) benutzen. Die Haut reagiert sensibler auf UV-Licht, eventuell sogar mit einem Sonnenbrand. Vor der Benutzung ätherischer Öle sollte ein Aromatherapeut konsultiert werden.
3. Auch Medikamente steigern die Sensibilität gegenüber UV-Licht – Medikamente der Teilnehmer und entsprechende Warnhinweise sind zu überprüfen.
4. Die Meinungen über den sicheren Umgang mit UV-Licht gehen weit auseinander. In der Regel sollte man sich UV-Licht nicht länger als 30 Minuten am Stück aussetzen. Treten Flackern vor den Augen oder Kopfschmerzen auf, sollte die Zeit verkürzt werden. Unterstützer, die mehrere Assessments nacheinander durchführen, sind dem UV-Licht länger ausgesetzt als die Menschen, mit denen sie arbeiten.
5. Flo Longhorn zitiert Untersuchungen von Dr. Brian Duffey: «Wenn ein Lehrer und ein Schüler im Abstand von ca. 1,2 m von der Lichtquelle zwei Stunden in der Dunkelkammer arbeiten, entspricht die Dosis der UV-Strahlung, der sie ausgesetzt sind, ca. 48 Sekunden Aufenthalt in der Sommersonne. Laut Duffey besteht bei korrekter Anwendung von UV-Licht in der Dunkelkammer keine Gefahr für Augen oder Haut». (Longhorn, 1997: 5)
6. Wird die Lichtröhre erneuert, wählen Sie eine blau-schwarze, die nach dem Ausschalten purpurrot aussieht. Wählen Sie keine, die weiß aussehen, da diese für Sonnenliegen gedacht sind. Solche Lichtröhren lassen Objekte nicht fluoreszieren und stellen bei Benutzung im multisensorischen Raum eine Gefahr dar.
7. Machen Sie sich bewusst, dass dunkle Orte bei einigen Menschen Angstgefühle oder klaustrophobische Empfindungen auslösen können.

Verzeichnis englischsprachiger Literatur

Literatur

Barber, M. (1994). Contingency awareness: putting research into the classroom. In: J. Coupe O'Kane and B. Smith (eds). Taking Control – Enabling People with Learning Difficulties. London: David Fulton.

Bloomberg, K. (1996). prAACtically speaking – Functional Communication Strategies, information and resource booklet. Victoria: ComTec: Disability Communication and Technology Solutions.

Bloomberg, K., West, D. (1997). PICTURE IT Partners in Communication Training Using Real Environments, interactive teaching CRC. Victoria: Scope (Vic.) Ltd.

Bloomberg, K., West, D. (1999). The Triple C Checklist of Communication Competencies, assessment manual CRC. Victoria: Scope (Vic.) Ltd.

Brown, C. (2001). What is the best environment for me? Occupational Therapy in Mental Health 17, 3/4, 115–125.

Brown, C., Dunn, W. (2002). The Adult Sensory Profile. San Antonio, TX: Psychological Corporation.

Bunning, K. (1996). Development of an Individualised Sensory Environment for Adults with Learning Disabilities and an Evaluation of its Effects on their Interactive Behaviours. Unpublished thesis, City University, London.

Cermak, S. A., Daunhaur, L. A. (1997). Sensory processing in the postinstitutionalized child. American Journal of Occupational Therapy 51, 7, 500–507.

Coupe O'Kane, J., Goldbart, J. (1998). Communication Before Speech (2nd ed). London: David Fulton.

Dunn, W. (1999a). The Sensory Profile. San Antonio, TX: Psychological Corporation.

Dunn, W. (1999b). The Sensory Profile Manual. San Antonio, TX: Psychological Corporation.

Dunn, W. (2001). The sensations of everyday life: theoretical, conceptual and pragmatic considerations. American Journal of Occupational Therapy 55, 6, 608–620.

Dunn, W. (2002). The Infant Toddler Sensory Profile. San Antonio, TX: Psychological Corporation.

Firth, G. (2004). A Framework for Recognising Attainment in Intensive Interaction. Leeds: Mental Health NHS Trust.

Glenn, S. (1987). Interactive Approaches to Working with Children with Profound and Multiple Learning Difficulties. Paper from conference on Interactive Approaches to the Education of Children with Severe Learning Difficulties, 10–12 April 1987, Westhill College, Birmingham, UK.

Hulsegge, J., Verheul, A. (1987). Snoezelen: Another World. Chesterfield: ROMPA UK.

Hutchinson, R. (ed.) (1991). The Whittington Hall Project – A Report from Inception to the End of the First Twelve Months. Derbyshire: North Derbyshire Health Authority.

Kennedy, G. (2001). Intensive interaction. Learning Disability Practice 4, 3, 14–17.

Knickerbocker, B. (1980). A Holistic Approach to the Treatment of Learning Disorders. Thorofare, NJ: Charles B. Slack, Inc.

Lin, S., Cermak, S., Coster, W., Miller, L. (2005). The relationship between length of institutionalization and sensory integration in children adopted from eastern Europe. American Journal of Occupational Therapy 59, 2, 139–147.

Longhorn, F. (1988). A Sensory Curriculum for Very Special People. A Practical Approach to Curriculum Planning. London: Souvenir Press.

Marvin, C. (1998). Teaching and Learning for Children with Profound and Multiple Learning Difficulties. In: P. Lacey, C. Ouvrey: People with Profound and Multiple Learning Disabilities: A Collaborative Approach to Meeting Complex Needs. London: David Fulton.

Nind, M., Hewett, D. (2001). A Practical Guide to Intensive Interaction. Kidderminster: British Institute of Learning Disabilities.

O'Brien, J. (1989). What's Worth Working For? Leadership for Better Quality Human Services. Lithonia, GA: Responsive Systems Associates.

O'Brien, J., Lyle, C. (1987). Framework for Accomplishment. Lithonia, GA: Responsive Systems Associates.

Sanderson, H. (2000). Person Centred Planning: Key Features and Approaches, paper commissioned by the Joseph Rowntree Foundation.

Sanderson, H., Gitsham, N. (1991). A Holistic Sensory Approach: A Guide to Sensory Stimulation for People who have Profound Learning Disabilities (2nd edn). London: David Fulton.

Sanderson, H., Harrison, J., Price, S. (1996). Aromatherapy and Massage for People with Learning Difficulties. Leicestershire: Abbott Press Ltd.

Wilbarger, P., Wilbarger, J. (1991). Sensory Defensiveness in Children aged 2–12. An Intervention Guide for Parents and Other Caretakers. Santa Barbara, CA: Avanti Educational Programs.

Weiterführende Literatur

Balandin, S. (2002). Message from the President. The ISAAC Bulletin 67, 2.

Bozic, N., Murdoch, H. (eds) (1996). Learning Through Interaction, Technology and Children with Multiple Disabilities. London: David Fulton.

Brudenell, P. (1986). The other side of profound handicap. London: Croom Helm.

Bunning, K. (1997). The Role of Sensory Reinforcements in Developing Interactions in Children with Learning Difficulties: A Collaborative Approach. In: M. Fawcus (ed.) (1997) Children with Learning Difficulties: A Collaborative Approach to their Education. London: Whurr.

Denziloe, J. (1994). Fun and Games. Practical Leisure Ideas for People with Profound Disabilities. Oxford: Butterworth-Heinemann Ltd.

Dunn, W., Brown, C., McGuigan, A. (1994). The ecology of human performance: a framework for considering the effect of context. American Journal of Occupational Therapy 48, 7, 595–607.

Grandin, T. (1995). Thinking in Pictures. New York: Doubleday.

Haylor, D., Bradshaw, S. (ed. Flo Longhorn) (2005). Feast of Music: Volumes 1 and 2. Bedfordshire: Catalyst Education Resources Ltd.

Heller, S. (2002). Too Loud, Too Bright, Too Fast, Too Tight. What to Do if You Are Sensory Defensive in an Overstimulating World. New York: HarperCollins Publishers, Inc.

Hewett, D., Nind, M. (eds) (1998). Interaction in Action: Reflections on the Usse of Intensive Interaction. London: David Fulton.

Hutchinson, R., Kewin, J. (eds) (1994). Sensations and Disability: Sensory Environments for Leisure, Snoezelen, Education and Therapy. Chesterfield: ROMPA UK.

Kennedy, J., Sanderson, H., Wilson, H. (2002). Friendship and Community. Practical Strategies for Making Connections in Communities. Manchester: North West Training and Development Team.

Longhorn, F. (1986). The Other Side of Profound Handicap – A Practical Approach to Curriculum Planning. London: Souvenir Press.

Longhorn, F. (1993). Planning a Multisensory Massage Programme for Very Special People. Bedfordshire: Catalyst Education Resources Ltd.

Longhorn, F. (1993). Prerequisites to Learning for Very Special People. Bedfordshire: Catalyst Education Resources Ltd.

Longhorn, F. (1997). Enhancing Education Through the Use of Ultraviolet Light and Fluorescing Materials. Bedfordshire: Catalyst Education Resources Ltd.

Longhorn, F. (1997). Sensory Cookery for Very Special People. Bedfordshire: Catalyst Education Resources Ltd.

Longhorn, F. (2000). Sensory Drama for Very Special People. Bedfordshire: Catalyst Education Resources Ltd.

Longhorn, F. (2000). Numeracy for Very Special People. Bedfordshire: Catalyst Education Resources Ltd.

Longhorn, F. (2001). Literacy for Very Special People. Bedfordshire: Catalyst Education Resources Ltd.

Nind, M., Hewett, D. (1994). Access to Communication: Developing the Basics of Communication with.People with Severe Learning Difficulties through Intensive Interaction. London: David Fulton.

School Therapy Services (2001). Learning Through the Senses. Resource Manual: the Impact of Sensory Processing in the Classroom. Darwin: Northern Territory Government.

Thurman, S. (2005). Without words – meaningful information for people with high individual communication needs. British Journal of Learning Disabilities 33, 83–89.

Yack, E., Sutton, S., Aquilla, P. (2003). Building Bridges through Sensory Integration (2nd edn). Ontario: Sensory Resources.

Verzeichnis deutschsprachiger Literatur

Sensorische Stimulation

Ayres A. J. (2013). Bausteine der kindlichen Entwicklung. 5. A. Berlin: Springer Verlag.

Belot, M., Marrimpoey, P., Rondi,F.; Jutand, M. A. (2009). Bogen zur Evaluation der Schmerzzeichen bei Jugendlichen und Erwachsenen mit Mehrfachbehinderung – Die EDAAP-Skala. Aus: Maier-Michalitsch, N. J. (Hrsg.) (2009). Leben pur – Schmerz. Düsseldorf: Bundesverband für körper- und mehrfachbehinderte Menschen. Düsseldorf.

Damag, A. (2007). Möglichkeiten der (heil)pädagogischen Förderung des Essens, Trinkens und Schluckens von Menschen mit schweren neurologischen Erkrankungen im Koma und in den frühen Komaremissionsphasen. Frankfurt am Main: Peter Lang.

Fischer K. (2013). Die Bedeutung von Sport und Bewegung für die Gesundheit von Menschen mit geistiger Behinderung. München: Grin-Verlag.

Geitmann B., Weyhe S. (2012). Das Ideenbuch: Fühlen, Wahrnehmen und Bewegen mit Naturmaterialien. Hannover: Vincentz Verlag.

Huisken J. (2013). Gesprächsführung und Kommunikation: Methoden in Heilpädagogik und Heilerziehungspflege. 3. A. Köln: Bildungsverlag Eins.

Metzing, S. (2007). Kinder und Jugendliche als pflegende Angehörige. Erleben und Gestalten familialer Pflege. Bern: Verlag Hans Huber.

Möllers J., Drewing K. (2014). Psychomotorische Förderung in der Heilpädagogik: Hilfe durch Bewegung. Stuttgart: Kohlhammer.

Schlichting, H. (2009). Pflege als wesentlicher Bestandteil von Unterricht bei Schülern mit schwersten Behinderungen. Erfurt: unveröffentlichte Dissertation.

Wehner L., Huto B. (2011). Methoden- und Praxisbuch der Sensorischen Aktivierung. Wien: Springer Verlag.

Basale Stimulation

Ackermann K.-E. (2008). Erfindungskraft als Medium der Wiederentdeckung der Bildsamkeit Rundbrief, 13. A. Stuttgart: Internationaler Förderverein Basale Stimulation® e. V.

Alder R., Werner B. (2008). Begleitete Bewegung. Rundbrief, 13. A. Stuttgart: Internationaler Förderverein Basale Stimulation® e. V.

Bauer J. (2007). Lob der Schule. Hamburg: Hoffmann und Campe.

Bauer J. (2006). Das Gedächtnis des Körpers. München: Piper.

Bauer J. (2006). Warum ich fühle, was du fühlst. München: Heyne.

Biedermann M. (2011). Essen als Basale Stimulation. 3. A. Hannover: Vincentz Verlag

Bienstein C., Fröhlich A. (2012). Basale Stimulation in der Pflege. Die Grundlagen. 7. A. Bern: Verlag Hans Huber.

Buchholz T., Schürenberg A. (2013). Basale Stimulation® in der Pflege alter Menschen. Bern: Verlag Hans Huber.

Buchholz T., Gebel-Schürenberg A., Nydahl P., Schürenberg A. (Hrsg.) (2010). Begegnungen. Basale Stimulation in der Pflege – Ausgesuchte Fallbeispiele. 2. A. Bern: Verlag Hans Huber.

Döttlinger B., Meyer E. (Hrsg.) (2011). Abschlussarbeiten Praxisbegleiter/in Basale Stimulation in der Pflege – Fachbereich Altenpflege. Berlin: Pro Business Verlag.

Döttlinger B., Meyer E. (Hrsg.) (2009). Achtsamkeit. Abschlussarbeiten Praxisbegleiter/in Basale Stimulation in der Pflege – Fachbereich Kinderkrankenpflege. Berlin: Pro Business Verlag.

Eickstedt D., Stemme G. (2007). Die frühkindliche Bewegungsentwicklung. Düsseldorf: Selbstbestimmtes Leben.

Fröhlich A. (2010). Basale Stimulation in der Pflege. Das Arbeitsbuch. 2. A. Bern: Verlag Hans Huber.

Fröhlich A. Orientierungsräume – Orientierungsphasen – Eine neue Orientierung. Vortrag gehalten am Internationalen Kogress für Basale Stimulation® in Graz, 29. April bis 1. Mai 2011. [unveröffentlicht]

Fröhlich A., Simon A. (2004). Gemeinsamkeiten entdecken. Düsseldorf: Selbstbestimmtes Leben.

Goldstein B. (2002) Wahrnehmungspsychologie. Heidelberg: Spektrum Verlag.

Hatz M., Roth, M. (2012). Basale Stimulation in der Akutpflege. Bern: Verlag Hans Huber.

Heimerl, K.; Fercher, P.; Reitinger, E.; Amann, A.; Poppa, S.; Erlach-Stickler, G.; Kojer, M.; Wappelshammer, E. (2010). Forschungsprojekt Validation und Basale Stimulation. Abschlussbericht. Klagefurt: Universität Klagenfurt.

Heinen N., Laubenstein, D. (Hrsg.) (2006). Basale Stimulation. Kritisch – konstruktiv. Düsseldorf:

Bundesverband f. körper- und mehrfachbehinderte Menschen.

Helmbold A. (2007). Berühren in der Pflegesituation. Bern: Verlag Hans Huber.

Internationaler Förderverein Basale Stimulation, Mohr L. (2010). Basale Stimulation in 9 Sprachen. Hochspeyer.

Jollien A. (2001). Lob der Schwachheit. Zürich: Pendo.

Kostrzewa S., Kutzner M. (2013). Was wir noch tun können! Basale Stimulation in der Sterbebegleitung. 5. A. Bern: Verlag Hans Huber.

Mathys R., Straub J. (2010). Spastizität. Pflegerische Interventionen aus der Sicht der Basalen Stimulation und der Ortho-Bionomy®. Bern: Verlag Hans Huber.

Mohr L. (2010). Basale Stimulation in 9 Sprachen Begriff und Kommentar. Nordenstedt: Books on Demand.

Mohr L. (2007). Wozu Leben? Zur Sinnorientierung des Zusammenlebens mit schwerstbehinderten Menschen Überlegungen aus christlicher Sicht. Rundbrief, 11. Ausgabe. Stuttgart: Internationaler Förderverein Basale Stimulation® e. V.

Münstermann, U. (2009). Basale Stimulation in der Kinderkrankenpflege. Individuelle Möglichkeiten in der Pädiatrie [DVD]. München: Elsevier.

Niehoff, D. (2011). Basale Stimulation und Kommunikation. 3.A. Braunschweig: Bildungsverlag Eins.

Nydahl P. (Hrsg.) (2010). Wachkoma. Betreuung, Pflege und Förderung eines Menschen im Wachkoma. 3. A. München: Elsevier.

Nydahl P., Bartoszek, G. (2012). Basale Stimulation. Neue Wege in der Pflege Schwerstkranker. 6. A. München: Elsevier.

Rosenberg G. (2003). Körperschema. Pflegerische Interventionen zur Körperorientierung. Hannover: Brigitte Kunz.

Schalch F. (1999). Schluckstörungen und Gesichtslähmungen. Therapeutische Hilfen. München Urban & Fischer.

Schiff A. (2006). Schlafförderung durch atemstimulierende Einreibung bei älteren Menschen. Bern: Verlag Hans Huber.

Schnell M.W. (2004). Leib. Körper. Maschine. Düsseldorf: Selbstbestimmtes Leben.

Walper, H. (2012). Basale Stimulation in der Palliativpflege. München: Reinhardt.

Walper, H. (2014): Basale Stimulation®. Palliative Care für Einsteiger. Bonn: Hospizverlag.

Weber B. (2005). Auditive Wahrnehmung und Sprachentwicklung. Wien: Ed. Praesens.

Wust E., Meyer E. (Hrsg.) (2009). Der Mensch im Zentrum. Abschlussarbeiten Praxisbegleiter/in Basale Stimulation in der Pflege – Fachbereich Intensivpflege. Berlin: Pro Business Verlag.

Werner B. (2002). Konzeptanalyse Basale Stimulation. 2. A. Bern: Verlag Hans Huber.

Zegelin A. (2013). «Festgenagelt sein». Der Prozess des Bettlägerigwerdens. 2. A. Bern: Verlag Hans Huber.

Glossar

Big Mack

Ein großes Gerät, das einen eintreffenden Ruf automatisch akustisch oder optisch anzeigen und Nachrichten oder Geräusche aufzeichnen kann (z. B. das Telefon).

Koaktive Unterstützung

Eine Methode, betroffenen Menschen die Teilnahme an einer Aktivität oder die Auseinandersetzung mit einem Objekt zu ermöglichen. Der Unterstützer führt den Körperteil des Betroffenen (z. B. den Arm), um die mit dem Einschalten eines Geräts oder der Untersuchung eines Objekts verbundene Bewegung für diesen erfahrbar zu machen. Der Unterstützer unterstützt den Teilnehmer koaktiv, indem er beispielsweise Hand und Ellbogen des Teilnehmers hält, damit dieser seine Hand ausstrecken und einen Schalter betätigen, ein Objekt anfassen oder funktionell damit umgehen kann (z. B. Milch aus einer Kanne gießen).

Komplexe Kommunikationsdefizite

Der Betroffene spricht wenig oder gar nicht. Nach Belandin (2000) «haben Menschen mit komplexen Kommunikationsdefiziten aufgrund einer Vielzahl von körperlichen, sensorischen und umgebungsbedingten Beeinträchtigungen Kommunikationsprobleme, die sie daran hindern, ohne fremde Hilfe am gesellschaftlichen Leben teilzunehmen. Profitieren können Betroffene und ihre Kommunikationspartner temporär oder auf Dauer von augmentativen und alternativen Kommunikationsmethoden (augmentative and alternative communication methods)».

Intensive Interaktion

Die Intensive Interaktion ist eine Möglichkeit, mit Menschen zu kommunizieren, die an massiven multiplen Behinderungen leiden. Grundlage ist der Interaktionsstil zwischen Eltern und Baby. Hier wie dort geht es um den Interaktionsprozess und nicht um dessen Ergebnis.

Multisensorische Räume

Spezielle Räume mit verschiedenen Geräten, die besonders den Gesichts- und Gehörsinn stimulieren. In Anhang 11 sind Geräte aufgeführt, mit denen multisensorische Räume üblicherweise ausgestattet sind.

Multisensorische Räume sind eine Weiterentwicklung des Snoezelen™-Konzepts, das in den Niederlanden (Hulsegge/Verheul, 1987) entwickelt wurde. Der Begriff setzt sich zusammen aus zwei niederländischen Wörtern, die «schnuppern» und «dösen» bedeuten, was den Eindruck von Aktivität (schnuppern) und Entspannung (dösen) vermitteln soll. Dieses ziemlich nebulöse Konzept wurde zunächst für sämtliche Aktivitäten verwendet, die darauf abzielten, in attraktiven Umgebungen die Sinne zu stimulieren. Doch im Laufe der Zeit änderte sich dies wieder und in der Folge entstanden die Snoezelen™-Räume. Multisensorische Räume sind eine Weiterentwicklung dieser Snoezelen™-Räume, die in erster Linie der Entspannung dienten. Multisensorische Räume werden dagegen auch für andere Zwecke genutzt, etwa um Assessments durchzuführen oder Fähigkeiten zu trainieren.

Objektbezogenes Verhalten

Jedes Verhalten, bei dem sich der Betroffene auf sinnvolle Art mit einem Objekt beschäftigt (z. B. es anschaut, mit den Augen verfolgt, danach greift, es hält und funktional nutzt).

Objektsymbol

Ein Objekt oder Teil eines Objekts, das/der eine Aktivität repräsentiert. Er/es signalisiert den Betroffenen, dass jetzt eine bestimmte Aktivität folgt.

Personbezogenes Verhalten

Jedes Verhalten, bei dem sich der Betroffene mit einer anderen Person beschäftigt (z. B. Blickkontakt aufnehmen, die Person beim Umhergehen im Raum mit den Augen verfolgen, ihr die Hand entgegenstrecken, sie ansprechen oder anlächeln).

Person-objektbezogenes Verhalten

Jedes Verhalten, bei dem sich der Betroffene mit einem Objekt und einer Person gleichzeitig beschäftigt (z. B. die Person und das Objekt anschauen – geteilte Aufmerksamkeit – der Person das Objekt geben).

Adapter

Eine Vorrichtung, die es ermöglicht, elektrische Geräte an einen Schalter anzuschließen. Die Verbindung von externen Schaltern mit einem Adapter erlaubt es Menschen mit Behinderungen, auch ohne feinmotorische Fähigkeiten Geräte zu bedienen.

Selbstbezogene Verhaltensweisen

Hierunter fallen alle nicht zielgerichteten, häufig repetitiven und selbststimulierenden Verhaltensweisen (z. B. vor und zurück schaukeln, mit den Fingern schnalzen). Heute wird der Begriff selbstbezogenes Verhalten anstatt Selbststimulation verwendet Einige dieser Verhaltensweisen waren zunächst selbststimulierend, wurden später aber einfach zur Gewohnheit. Selbstbezogenes Verhalten besagt, dass der Betroffene sich mit sich «selbst» beschäftigt und animiert werden muss, stattdessen mit seinem Umfeld zu interagieren, d. h. sich mit anderen Menschen und Objekten zu beschäftigen.

Werden Objekte repetitiv, nicht zielgerichtet benutzt (z. B. die Schuhbänder zwirbeln), dann handelt es sich um selbstbezogenes und nicht um objektbezogenes Verhalten.

Sensorische Abwehr

Nach Wilbarger/Wilbarger (1991) bezeichnet dies «die Tendenz, negativ oder beunruhigt auf sensorischen Input zu reagieren, der eigentlich harmlos oder nicht bedrohlich ist. Die Betroffenen zeigen folgende Symptome: Überempfindlichkeit gegenüber Licht, unvermuteten Berührungen, abrupten Bewegungen oder eine übersteigerte Reaktion, wenn sie mit instabilen Flächen, Hochfrequenz-Geräuschen, zu viel Lärm oder zu vielen visuellen Stimuli sowie bestimmten Gerüchen konfrontiert werden.»

Sensorisches Profil

Die individuellen sensorischen Besonderheiten eines Betroffenen. Während einige Betroffene schnell überstimuliert sind, brauchen andere mehr Stimulation, um die Dinge in ihrer Umgebung wahrzunehmen.

Das sensorische Profil (Dunn, 1999a, 1999b) ist ein Evaluationsinstrument, das die Reaktionen auf alltägliche sensorische Erfahrungen ermittelt.

Geteilte Aufmerksamkeit

Sie gehört in den Kontext des person-objektbezogenen Verhaltens: zwei Personen blicken abwechselnd auf eine Person und ein Objekt. Beide richten also ihre Aufmerksamkeit auf dasselbe Objekt oder Ereignis. Jede Person nimmt an der Aktivität der anderen Person teil.

Skills enhancement unit

Beispiel für ein sensorisch fokussiertes Programm. Es bietet Menschen mit multiplen körperlichen Behinderungen die Möglichkeit, über eine bestimmte Zeit an intensiven Gruppenprogrammen teilzunehmen und dabei spezifische Fähigkeiten zu entwickeln.

Dazu gehört auch ein Trainingsprogramm, das Unterstützern vermittelt, wie es gelingt, Aktivitäten so auszuwählen und zu präsentieren, dass Menschen mit Behinderungen ihre Fähigkeiten weiterentwickeln können und die Teilnahme an den Aktivitäten maximiert wird.

Nicht intentionale Kommunikation

Auf diesem Niveau der Kommunikation deuten die Unterstützer das Verhalten des Betroffenen.

Sachwortverzeichnis